AF474795

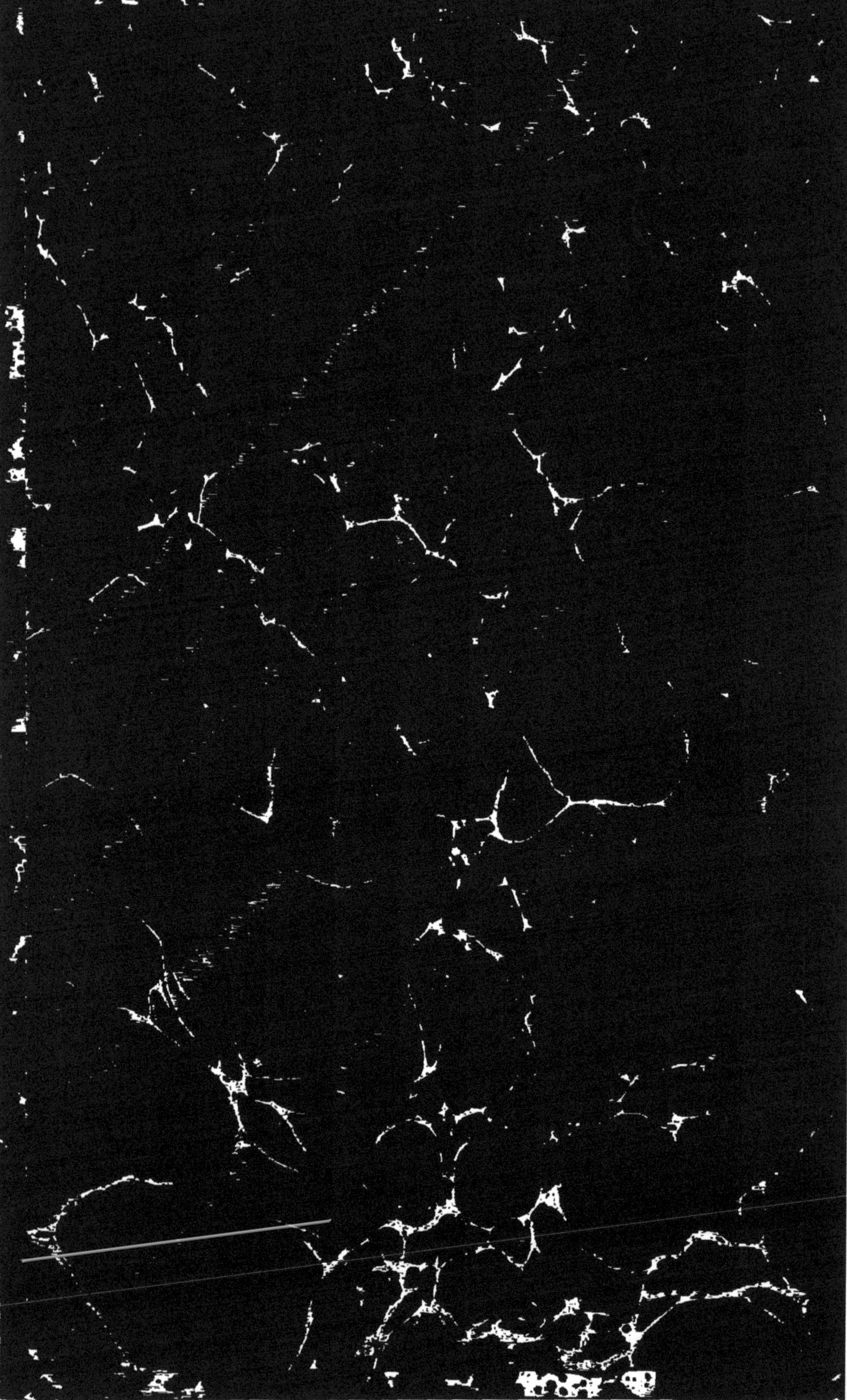

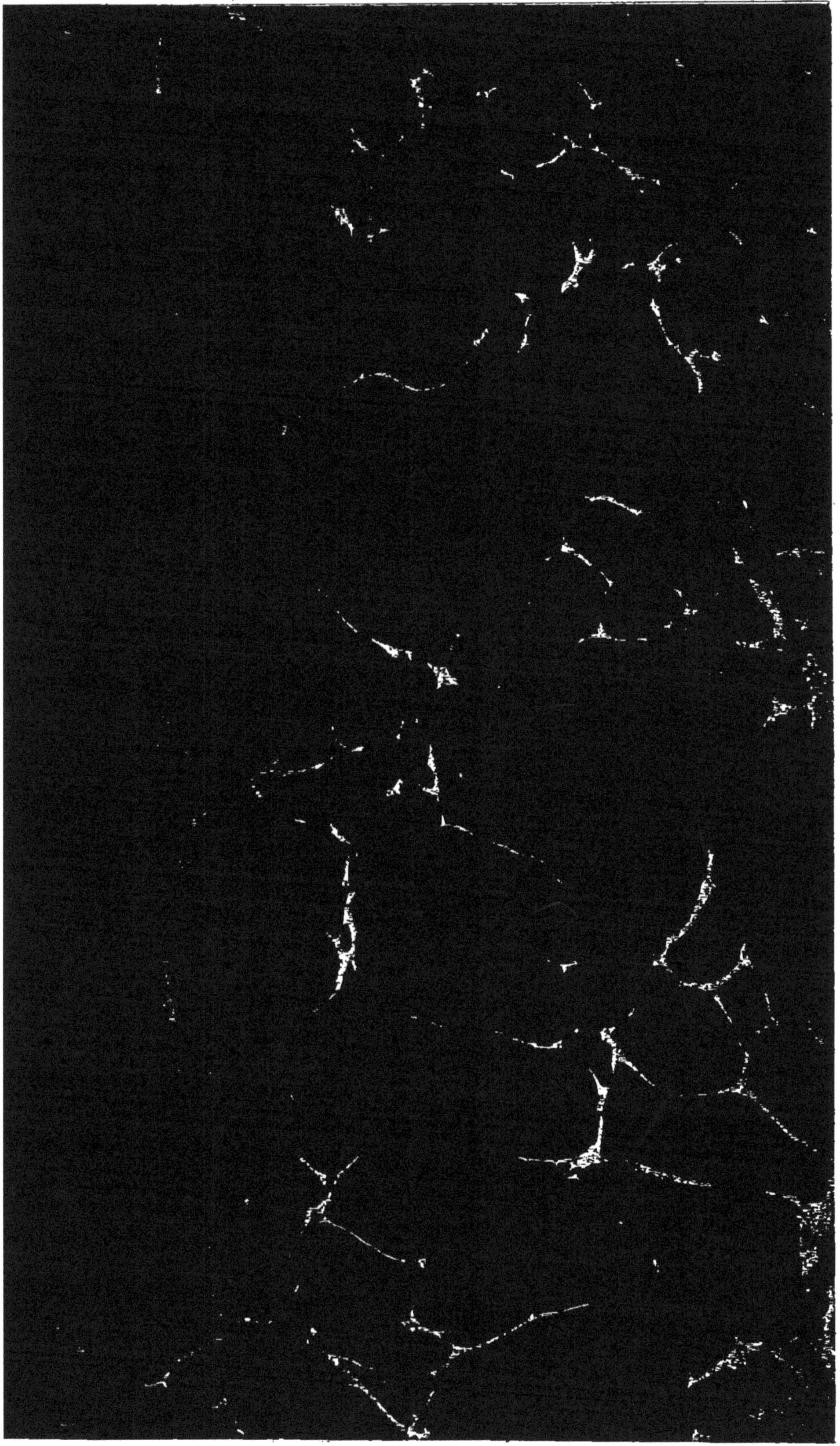

LA VIE

ET

SES ATTRIBUTS

OUVRAGES DE L'AUTEUR.

Traité des signes de la mort et des moyens de prévenir les enterrements prématurés. Paris, 1849, 1 vol. gr. in-18, VI-408 pages, *couronné par l'Institut.*

Hygiène de la première enfance. Paris, 1862, 1 vol. in-18.

Traité des maladies des nouveau-nés, des enfants à la mamelle et de la seconde enfance. *Quatrième édition.* Paris, 1862, 1 vol. in-8 de 1024 pages.

Nouveaux éléments de pathologie générale et de séméiologie. Paris, 1857, 1 vol. in-8 de VIII-1060 pages.

De l'état nerveux aigu et chronique, ou nervosisme. Paris, 1860, 1 vol. in-8 de 345 pages.

Mémoire sur la fièvre puerpérale, *Gazette médicale*, 1844, pages 85, 101, 149. — Mémoire sur la phlegmatia alba dolens, *Gazette médicale*, 1844, p. 249. — Mémoire sur la coagulation du sang veineux dans les cachexies et dans les maladies chroniques, *Gazette médicale*, 1845, p. 141. — Des maladies virulentes. *Thèse de concours de l'agrégation*, 1847. — Mémoire sur les maladies contagieuses, *Gazette médicale*, 1848, p. 411, 485. — Observations sur les bruits du cœur dans le choléra, *Gazette médicale*, 1849. — Mémoire sur le choléra des femmes enceintes, *Gazette médicale*, 1849. — Mémoire sur la transmission de la syphilis des nouveau-nés à leurs nourrices, *Gazette médicale*, 1850. — Mémoire sur les hémorrhagies intestinales des nouveau-nés et des enfants à la mamelle, *Gazette des hôpitaux*, 1851. — Mémoire sur l'hygiène et l'industrie de la peinture à l'oxyde de zinc, *Ann. d'hyg.*, 1852, t. XLVII, pages 5 à 68. — Mémoire sur les fistules pulmonaires cutanées, *Gaz. médic.*, 1854. — Mémoire sur l'ulcération et l'oblitération de l'orifice des conduits lactifères dans leurs rapports avec l'hygiène des nouveau-nés, *Gazette des hôpitaux*, 1854. — Recherches sur le traitement d'une forme particulière du coryza chez les nouveau-nés, *Gazette des hôpitaux*, 1856. — Mémoire sur l'albuminurie du croup et des maladies couenneuses, *Comptes rendus de l'Académie des sciences*, 1858. — Mémoire sur l'anesthésie du croup, servant d'indication à la trachéotomie, *Comptes rendus de l'Académie des sciences*, 1858. — Mémoire sur une nouvelle méthode de traitement de l'asphyxie du croup, par le tubage du larynx, *Comptes rendus de l'Académie des sciences*, 1858. — Mémoire sur une méthode de traitement de l'angine couenneuse par l'amputation des amygdales, *Comptes rendus de l'Académie des sciences*, 1859 — Nouvelle étude du croup au point de vue de la nosographie, *Union médicale*, 1859. — De l'emmagasinement et de la distribution des eaux de Paris, lu à l'Académie des sciences, *Gazette des hôpitaux*, 1861. — Nouvelle méthode de traitement des calculs biliaires et de la colique hépatique par le chloroforme à l'intérieur, *Bulletin thérapeutique*, 1861. — De la contagion nerveuse, *Union médicale*, 1862. — De la docimasie pulmonaire optique, *Union médicale*, 1862.

Paris. — Imprimerie de L. MARTINET, rue Mignon, 2.

LA VIE

ET

SES ATTRIBUTS

DANS LEURS RAPPORTS

AVEC LA PHILOSOPHIE, L'HISTOIRE NATURELLE
ET LA MÉDECINE

PAR

E. BOUCHUT
Médecin de l'hôpital Sainte-Eugénie (Enfants malades)
Professeur agrégé de la Faculté de médecine,
Chevalier de la Légion d'honneur.

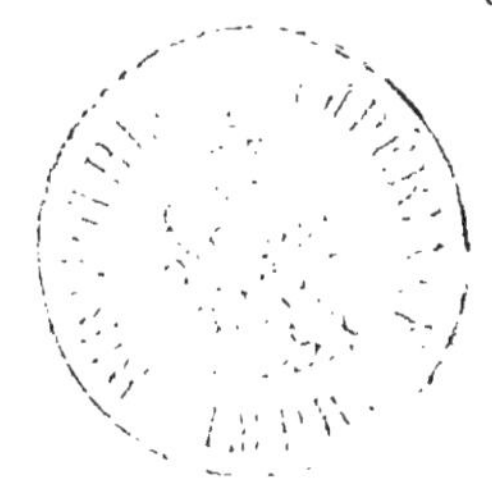

Espère enfin, mon âme, espere;
Du doute brise le réseau,
Non, ce globe n'est pas ton père,
Le nid n'a pas créé l'oiseau.

(GÉRARD DE NERVAL.)

PARIS
J.-B. BAILLIÈRE ET FILS
LIBRAIRES DE L'ACADÉMIE IMPÉRIALE DE MÉDECINE
Rue Hautefeuille, 19.

Londres	New-York
Hipp. Baillière, 219, Regent Street.	Baillière brothers, 440, Broadway.

MADRID, C. BAILLIÈRE, PLAZA DEL PRINCIPE ALPHONZO, 16.

1862

A MES SAVANTS MAITRES

E. EGGER

MEMBRE DE L'INSTITUT
professeur à la Faculté des lettres,
chevalier de la Légion d'honneur, etc.

MOQUIN-TANDON

MEMBRE DE L'INSTITUT
professeur à la Faculté de médecine,
chevalier de la Légion d'honneur, etc.

Hommage de ma reconnaissance.

E. BOUCHUT.

PRÉFACE

En considérant la métaphysique de la vie comme une rêverie indigne des esprits sérieux, et en voulant annihiler la psychologie par la physiologie pour suivre les voies de l'empirisme, la médecine s'est engagée dans une voie funeste, semée d'écueils, d'où elle ne pourra sortir que par un sincère retour à de plus saines doctrines. Intimement liée aux sciences positives, telles que la chimie, la physique, l'hydraulique, la mécanique, l'anatomie, l'histologie, etc., par les éléments si précieux d'analyse qu'elle a su y trouver et qu'elle en retirera toujours, il faut avouer qu'elle reste entièrement conjecturale pour tout ce qui appartient à l'étude du principe des fonctions de la vie, des causes de leurs dérangements et des moyens à employer pour rétablir leur exercice s'il a été troublé par une maladie. Là, on peut le dire, elle relève surtout de la sagacité du disciple, et celui qui l'exerce sait qu'il n'a pas de règle fixe, précise, invariable pour diriger sa conduite, puisqu'il est avéré que chaque individu apporte avec lui une manière d'être, ou idiosyncrasie, souvent difficile à connaître, et qui modifie plus ou moins le conflit habituel de son être avec le monde extérieur. On en peut faire une science physique lorsqu'on ne l'envisage que par ses détails, mais par ses principes c'est une science morale dont la précision et l'importance reposent sur la détermination exacte des attributs de la vie et de la nature de l'homme. Sans cette étude, elle n'a qu'un objet évidemment très restreint et elle n'a d'autre portée que celle de l'empirisme pharmaceutique ; pour elle tout se borne à une simple constatation des phénomènes chimiques ou mécaniques de l'organisation ; à l'étude des lésions organiques dégagées de leurs causes occasionnelles, et indépendamment de leur nature, regardée comme impénétrable. A quel titre, en effet, la médecine pourrait-elle prétendre expliquer tout ce qui se rattache aux dérangements de la vie et à la nature de l'homme, si elle ne connaît ni l'une ni l'autre, et, surtout, si elle professe ouvertement le plus grand dédain pour la détermination de ce point de départ indispensable? C'est absolument comme si un mécanicien avait la prétention de remédier au retard d'une montre, sans en connaître le mécanisme, en se bornant à avancer, à reculer ou à extraire les aiguilles.

La science de la vie est le point de départ obligé de toute recherche médicale, et il est à regretter qu'elle se soit systématiquement et volontairement perdue dans les décombres de l'organisation qu'elle avait pour but de faire connaître. Elle a lâché sa proie pour l'ombre. Égarée dans les détails de la composition des tissus, et de leurs principes médiats et immédiats, de la structure de leurs éléments anatomiques, de la conformation et du mécanisme des organes, des propriétés organiques et de l'histoire naturelle des fonctions, elle a trop négligé l'étude de l'ensemble, c'est-à-dire des lois générales de l'être organisé. Sans guide au milieu des innombrables documents amassés par la patience des observateurs, et incapable de les grouper méthodiquement, elle marche un peu à l'aventure au travers de ses connaissances acquises. La bonne route semble perdue pour elle. Comme ces fourmis montées sur les plus hautes feuilles de la cime d'un arbre et qui cherchent en vain par mille détours à revenir sur la tige, les organiciens perdus dans la diversité des éléments de la vie et dans le monde des corpuscules invisibles ne savent comment revenir à leur point de départ. Sacrifiant tout au fait, rien aux principes, il semble que le fil conducteur soit tombé de leurs mains, car, absorbés dans leurs recherches spéciales, la vue de l'ensemble les importune et leur apparaît presque comme un monde nouveau. On ne saurait trop déplorer les conséquences de cette méthode, car si l'observation attentive de la structure et du mécanisme des êtres vivants est indispensable aux progrès de la science médicale, la raison qui éclaire ces observations, qui les classe et qui en déduit les lois générales, n'est pas moins nécessaire à la grandeur de l'œuvre scientifique ; c'est la tige d'où sortent toutes nos connaissances et le centre où elles doivent toutes revenir.

Tout le monde n'a pas, à beaucoup près, le même sentiment sur l'importance de l'étude du principe, et des conditions premières de la vie. Indifférence ou scepticisme, il y a des savants qui dédaignent ces recherches et qui considèrent comme perdu le temps qu'on y pourrait consacrer. D'autres, au contraire, penseurs plus profonds, ne craignent pas d'y réfléchir, et au milieu de leurs préoccupations, de leurs soucis, de la lutte absorbante des intérêts matériels, on les voit s'inquiéter du problème de la vie, et chercher à pénétrer le redoutable mystère de l'existence humaine. C'est à ces derniers que je m'adresse plus particulièrement, comme à des amis qu'une communauté d'opinion rassemble et qui sont heureux de s'entretenir d'un sujet qui les préoccupe. Qu'est-ce que la vie?... Quel est son principe et sa fin?... Pourquoi l'humanité ?... Que sommes-nous et quelle est notre destinée ?... Qu'est-ce que la mort ?... Telles sont les questions que j'ai voulu aborder à mon tour, après vingt années d'exercice et d'enseignement libre de la médecine, éternelles questions agitées de tout temps par la philosophie, destinées peut-être à rester toujours indécises, mais sur lesquelles la poésie, la science et la foi ne pourront jamais se taire. Quoi qu'on fasse pour les éloigner de l'esprit des générations, au nom d'un rigorisme scientifique difficile à justifier, on n'y pourra réussir, car elles offrent un puissant attrait pour les âmes soucieuses de la dignité humaine, inquiètes de leur présent, incertaines de leur avenir, et désireuses d'une conclusion qui assure leur repos. Malheureusement, comme l'ombre s'évanouit sous la main qui veut la prendre, la solution désirée recule souvent à mesure qu'on approche, et à l'ardeur des premières convictions déçues succèdent quelquefois la négation, le doute ou le découragement. Sans avoir la prétention de résoudre complétement des problèmes qui ont usé les plus grandes intelligences, j'ai voulu dans la mesure de mes forces, et avec les données de la science actuelle, apporter quelques éléments nouveaux dans la discussion. Également éloigné de la métaphysique qui substitue des hypothèses à l'observation, et d'un sensitisme exclusif des droits critiques de la pensée, j'ai entrepris cette analyse de la vie, de ses attributs, de ses lois générales pour arriver à l'homme, et là, j'ai voulu démontrer par de nouvelles preuves l'existence d'une force modifiant l'activité de la matière, celle du principe de l'identité des êtres et de la responsabilité individuelle mis en doute, l'influence réciproque du physique et du moral inconsidérément confondus, enfin la loi nosologique qui, attribuant *les maladies à des impressions transformées*, fait de la thérapeutique l'*art de provoquer des impressions curatives susceptibles de neutraliser les impressions morbides.*

La séparation qui s'est faite entre la philosophie et la médecine dès l'origine des connaissances humaines, à l'occasion du principe de la vie n'est pas, près de cesser. Deux opinions contradictoires sont ici en présence. La première, qui est celle de Zénon, d'Épicure, de Lucrèce, d'Asclépiade, de Sylvius, de Borelli, de Cabanis, de Broussais, etc., etc., représente la matière par elle-même active, seule cause de tous les phénomènes de la nature, et pour ces philosophes la vie n'est qu'un effet de cette activité. Dans l'autre, au contraire, la vie est un principe d'activité de la matière, une force qui la sollicite à des actes particuliers, enfin une cause des premiers phénomènes de l'être vivant en dehors de toute qualité de structure. C'est celle que nous nous proposons de défendre. Elle a pour elle l'autorité de Platon, d'Hippocrate, d'Aristote, de Galien, de Paracelse, de Van-Helmont, de Stahl, de Grimaud, de Bordeu, de Barthez, de Frédéric Bérard, de Lordat, etc. Seulement, ici une difficulté sérieuse que nous ne chercherons pas à dissimuler se présente : quelle est la nature de ce principe désigné tour à tour par les noms de *nature*, d'âme, d'entéléchie des corps organisés, d'archée, de principe vital, de ferment, etc. ? Nous n'essayerons pas de le dire, ou du moins, nous n'en parlerons qu'avec la plus grande réserve et en établissant la subordination de ce principe à la puissance supérieure d'où relèvent la conscience et le libre arbitre de l'homme. Mais si une découverte de ce genre peut satisfaire une curiosité bien légitime, elle n'est pas indispensable à la démonstration de l'existence du principe vital qui s'affirme lui-même par ses effets particuliers.

Ce serait quelque chose, sans doute, d'établir que ce qu'on appelle le principe de la vie est un *ferment* auquel l'air, l'eau, la matière et la chaleur, les quatre éléments de l'antiquité, sont nécessaires ; qu'elle offre les caractères de toute *fermentation* qui est l'absorption d'oxygène, la formation d'acide carbonique avec production de chaleur et la création d'êtres vivants temporaires, destinés eux-mêmes à propager ailleurs la fermentation, c'est-à-dire la vie de l'espèce. On y arrivera peut-être, et les travaux récents de M. Pasteur laissent entrevoir ce résultat, mais ce n'est encore là qu'une induction capable d'éclairer les voies de l'avenir. Quant à présent, des effets de la vie sur la matière brute transformée en matière organique, et formant plus tard une organisation distincte, nous concluons un principe indépendant de l'organisation, c'est-à-dire une force extra-organique, avec des attributs généraux qu'on retrouve dans

*

tout ce qui vit et avant l'apparition d'aucun des organes réputés nécessaires à l'entretien des êtres vivants. Ce sont ces attributs généraux, distincts des propriétés organiques que je veux faire connaître, suivant en cela l'exemple des philosophes qui ont analysé les facultés de l'âme, ou celui des théologiens qui nous ont fait connaître les attributs de Dieu. Il m'a semblé qu'en procédant de cette manière l'indépendance du principe de la vie apparaissait plus clairement à la pensée, et comme ce genre de démonstration m'a paru nouveau, je me suis décidé, non sans crainte des difficultés de l'entreprise, à publier ces réflexions déjà soumises à l'épreuve de l'enseignement public, dans mes cours à la Faculté de médecine, en 1857, et à l'École pratique dans les années suivantes.

Ce livre de la vie et de ses attributs est destiné aux philosophes, aux naturalistes, aux médecins, et il me paraît surtout devoir intéresser les élèves qui doivent commencer leur carrière médicale par l'étude approfondie de la nature de l'homme.

Il comprend trois parties. La première est une vue d'ensemble relative à l'origine de la vie, à ses lois générales, à sa propagation dans tous les êtres vivants, et elle constitue l'*abrégé des phénomènes physiques de la vie en général*. La seconde renferme l'étude des trois attributs de la vie que je veux faire connaître et qui sont communs à l'homme et à toutes les espèces végétales et animales. Ce sont : 1° la sensibilité inconsciente, ou *impressibilité* ; 2° le mouvement par soi-même ou *autocinésie ;* 3° enfin, la faculté que possède la matière vivante pour revêtir des formes spécifiques, ou *promorphose*. C'est l'analyse des différentes opérations de la vie incarnée dans la matière de tous les êtres. Dans la troisième partie enfin se trouve l'étude de la force vitale, considérée comme une puissance indépendante de l'organisation, constituant l'identité humaine, fondant la responsabilité morale, servant de base à la physiologie et à la médecine, enfin justifiant l'ordre moral et social établi dans le monde, non comme une fantaisie des gouvernements ou une nécessité de l'association de l'homme, mais comme la conséquence des lois naturelles de la création.

Là, j'ai dû me servir des données de l'histoire naturelle et de la médecine pour conclure à la philosophie et pour faire ressortir toutes les conséquences du fait que je venais d'établir. Je ne pouvais me taire sans déserter, ni faire de ces réticences que dans son respect de la vérité la science véritable ne saurait admettre. S'il existe des puissances capables d'entraîner la matière vers une destinée particulière et différente dans chacun des êtres vivants, particulièrement chez l'homme, il n'y a pas plus de mal à le dire qu'à le nier. C'est opposer Platon à Epicure, Hippocrate et Galien à Asclépiade, Buffon à Lucrèce, et ils l'ont été tant de fois déjà que cela ne peut surprendre aucun philosophe. Si la force vitale implique l'identité physique des êtres conduisant à l'identité morale de l'homme et à sa responsabilité personnelle, pourquoi ne pas le dire? Enfin, si de cette vérité résulte la séparation du physique et du moral, ce dernier ne pouvant jamais être entièrement la conséquence de l'organisation, quel inconvénient y a-t-il à le proclamer? Sans aucune ostentation, j'ai dit à cet égard ce que je crois être la vérité, me plaçant à l'ombre des doctrines que j'ai dû mettre en présence pour les opposer l'une à l'autre, sans faire intervenir leurs premiers auteurs, sans incriminer leur caractère et sans prétendre les désigner comme représentants des idées ou des passions qui découlent de ces doctrines et qui ne sont imputables qu'à elles. En écartant les noms propres, on est plus libre dans la discussion, et sans rien perdre de son intérêt, le débat de ces principes de philosophie ancienne, renouvelé par les contemporains, conserve ainsi cette forme élevée et vraiment scientifique où chacun se fait respecter en honorant la personne de ses adversaires.

Ainsi envisagée, l'étude de la vie servira de base scientifique à la philosophie qui, voyant à côté de l'âme humaine une force extra-organique dirigeant la matière vivante dans le sens voulu par les lois de l'espèce, saura que, si cette âme est l'origine de la vie, le principe vital est l'instrument des créations organisées vivantes ; à la morale, qui, trouvant en dehors des organes le principe de leur action et de leur développement, ne pourra plus désormais considérer les passions comme un effet de la diversité des combinaisons organiques ; à l'histoire naturelle, qui verra qu'un principe indépendant des êtres pourvus d'attributs communs existe dans tout ce qui vit ; enfin, à la médecine, qui sera obligée dorénavant de faire part égale, dans l'étude des maladies, aux altérations que révèlent la chimie, l'histologie, le dynamisme organique et les désordres du principe vital. Serai-je assez heureux pour voir réalisé ce programme, qui me paraît être la fusion du vitalisme et de l'organicisme, je n'ose y compter, mais quel que soit son avenir, je puis dire en terminant qu'il me représente l'expression d'une grande vérité de la nature.

PARIS, 1er juillet 1862.

E. BOUCHUT.

LA VIE
ET SES ATTRIBUTS

PREMIÈRE PARTIE.

De la vie en général.

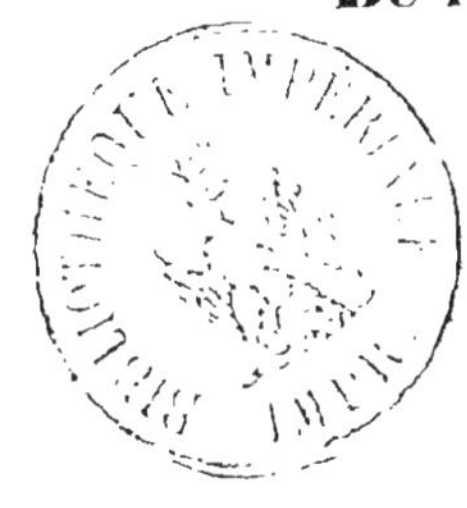

Ratio et observatio.

I.

Les phénomènes de la vie doivent être étudiés dans tous les êtres de la nature.

La science ne saurait rester indifférente à aucune des merveilles, apparentes ou cachées, de la création. En présence du magnifique ensemble de la nature dont elle n'a pas encore pu découvrir toutes les lois, où se produisent journellement d'innombrables combinaisons matérielles ordonnées selon les principes de la plus sage prévoyance, où règne l'ordre le plus intelligent, où la vie se révèle par de si étonnantes créations gigantesques et invisibles, il lui est difficile de ne pas céder à l'admiration de ces œuvres où apparaît une si écrasante supériorité. Obligée de reconnaître son impuissance à pénétrer le mystère qui couvre l'origine des choses ; flottant entre l'aveu d'une intelligence souveraine maîtresse de la destinée des mondes, fin de l'humanité, et la toute-puissance des propriétés de la matière ou le culte du hasard, cet ordre de causes que nous ne connaissons pas, elle ne s'honore qu'en avouant sa faiblesse et en découvrant Dieu au fond de l'analyse que présentent les êtres vivants.

La vie, que la philosophie matérialiste ancienne et nouvelle a toujours considérée sous des noms divers, tantôt comme un résultat de l'arrangement ou de la qualité des atomes, tantôt comme la conséquence ou l'effet des propriétés de la matière brute, enfin comme une propriété de la matière organique, est au contraire une *cause* dont la présence se révèle par des effets aussi nombreux que variés. C'est une force dont l'origine est incertaine, *sur l'essence* de laquelle il est peut-être présomptueux de discourir, mais dont la fin merveilleuse, incompréhensible, se réalise par d'innombrables phénomènes aussi curieux qu'extraordinaires, et dont l'analyse appartient à la science, particulièrement à celle du naturaliste et du médecin philosophe. Comme cause des changements de la matière et des métamorphoses de l'être vivant, c'est la plus étendue, la plus puissante et la plus variable à la fois qu'on puisse rencontrer. Ce qui la caractérise, c'est la simplicité de son principe, en rapport avec l'étonnante multiplicité de ses effets.

Depuis que l'homme a pu constater la fragilité et la brièveté de cette vie dont il ignore le but, il a essayé d'en pénétrer le mystère, ou du moins d'en connaître ce qu'on pourrait appeler le principe. Toutes ses tentatives ont été infructueuses. Peut-être sera-t-il plus heureux dans l'avenir; mais surexcité par les efforts que nécessite un pareil travail, plus d'une fois il a perdu dans cette recherche ce qu'il avait de raison. De nombreux ouvrages révèlent l'ardeur qu'il a mise dans cette poursuite d'un inconnu qui toujours se dérobe devant lui, sous ses pas, et il serait aussi fastidieux qu'inutile de prétendre mentionner ici tous ceux des naturalistes et des médecins qui se sont le plus distingués sous ce rapport. J'aurai l'occasion, chemin faisant, de rendre hommage à ceux qui ont éclairé la route, et je serai heureux de pouvoir citer les écrits de Stahl, de Buffon, de Bordeu, de Cuvier, de Burdach, de Tiedemann, de Flourens, de Lélut, de A. de Quatrefages, etc., à l'autorité desquels j'ai dû souvent recourir; mais en ce moment, tout entier à l'analyse des phénomènes de la vie, analyse par laquelle je veux arriver à la détermination de ses attributs, je ne m'occuperai que des faits, pour les étudier dans leurs détails les plus intimes, et pour découvrir la loi qui les régit.

Le médecin, uniquement voué à l'étude de l'être le plus parfait de la création, dont l'organisation compliquée, mais délicate, se détériore et se détruit par les plus petites causes, est de tous les savants le plus mal placé pour découvrir les attributs de la vie. Il ne voit ou n'étudie l'homme qu'à son entier état de développement, c'est-à-dire l'*homme tout fait*, et il n'y trouve que des organes doués de propriétés particulières dont l'ensemble réalise l'action vitale. Il est alors impossible de séparer la vie des organes qui la produisent, et pour ceux qui ne raisonnent pas l'observation, qui repoussent les lumières de la raison, et qui ne voient les faits que par les yeux du corps, la vie semble être un effet de l'organisation.

Quand au contraire le médecin est en même temps naturaliste, et approfondit les *phénomènes de l'évolution des êtres*, la scène change : ce qui est inintelligible, compliqué, insaisissable, devient clair, simple, facile à comprendre ; ce qu'on demande inutilement à l'homme, s'éclaire par les faits analogues observés chez les vertébrés, chez les mollusques, chez les insectes, dans les arbres et dans les plus petites herbes, sur les infusoires végétaux et animaux, et la médecine *s'éclaire au moyen de tout ce qu'elle emprunte* aux autres sciences naturelles qu'il lui faut absolument connaître.

La connaissance de la vie, de ses lois, dépend tout entière de l'étude de ses effets ou de ses attributs. Prétendre limiter cette recherche au *règne hominal*, c'est vouloir l'impossible, et tourner dans le cercle d'idées théoriques où se débat la médecine depuis Hippocrate (1). Le progrès n'est pas là. Au double point de vue moral et physique, si la nature de l'homme peut être comprise, c'est en la comparant à celle de tous les êtres vivants sans exception, et en l'étudiant dès son début, depuis l'évolution du germe jusqu'à la dissolution du corps. De cette manière on arrive à surprendre la vie dès ses premiers actes, dans la formation des tissus et des organes analogues de tous les êtres, dans la réalisation des fonctions, en s'élevant par degrés insensibles, de ce qui est simple à ce qui l'est un peu moins, et à ce qui est très compliqué, jusqu'à ce qu'enfin on arrive à l'homme. Il faut faire ici ce que le psychologiste fait pour l'étude des facultés de l'âme, et le

(1) Avec Isidore Geoffroy Saint-Hilaire, Cuvier, Moquin-Tandon, de Quatrefages, etc., j'admettrai trois règnes dans la nature, et dans le premier, qu'on appellera *règne humain*, ou *règne hominal*, à volonté, je place l'être que ses aptitudes morales et théologiques distinguent de tous les animaux. L'idée morale d'où résulte la faculté de se connaître, et l'idée de Dieu, sont le caractère spécifique de l'homme. C'est une question dont je reparlerai au § XCI.

théologien dans la recherche des attributs de Dieu. Dans cette nouvelle analyse de la vie et de ses attributs, je ferai donc la comparaison universelle de tous les êtres vivants entre eux. Aux côtés de l'homme que je prends pour but, et pour en découvrir la nature, autant qu'il est permis à l'*observation raisonnée* de le faire, je placerai les mammifères, les reptiles, les poissons, les insectes, les mollusques, les polypes, les infusoires animaux et végétaux, enfin les arbres ou les plantes, et tout ce qui possède la vie, car partout où elle se montre, on la reconnaît *par des attributs particuliers entièrement distincts* et indépendants *de la structure des organes*.

A ces attributs de la vie dans toutes les espèces si différentes qu'elles soient par leur organisation, j'indiquerai, pour chaque espèce, des attributs nouveaux en rapport avec la structure de l'être et de ses organes : c'est ce que j'appellerai des *attributs* ou des *propriétés organiques*.

II.

Tous les atomes de la matière douée de la vie ont en partage trois attributs spécifiques : l'Impressibilité, l'Autocinésie, c'est-à-dire le mouvement par soi-même, et la Promorphose.

Il ne suffit pas, comme l'ont fait jusqu'ici quelques philosophes, et en particulier Stahl, Fouquet, Bordeu, Barthez, Lordat, et une partie de l'école de Montpellier, de démontrer à ceux qui le contestent que la vie est la cause de *tous* les phénomènes des corps organisés, et que cette cause est l'âme ou un principe indéterminé, l'x du mathématicien (1). C'est déjà sans doute un grand pas vers la vérité; mais l'affirmation est trop vague, et il y a quelque chose de plus à faire. Après avoir conclu la vie de ses effets, ou, si l'on veut, pour parler le langage de Bacon, la cause d'après les phénomènes, il faut en déterminer le principe, l'analyser dans ses actes primitifs, fondamentaux, intimes, pour montrer que ces actes ne tiennent pas à la texture des êtres, et que, *dans n'importe quelle espèce*, toute matière amorphe douée de la vie offre des attributs particuliers en vertu desquels commence l'organisation, et qu'on ne peut, dans l'état actuel de la science, ramener aux lois des propriétés des tissus, ni des propriétés de la matière inorganique. La matière vivante *amorphe* où se font des *granulations* qui se réunissent en *cellules*, lesquelles font des *tissus*, puis des *organes* dont l'ensemble constitue l'harmonie d'un être vivant, offre évidemment des attributs propres en rapport avec des lois spéciales qu'il faut essayer de décou-

(1) « La chose qui se trouve dans les êtres vivants et qui ne se trouve pas dans les morts, nous l'appellerons âme, archée, principe vital, x, y, z, comme les quantités inconnues des géomètres. » (Barthez, *De la science de l'homme*. Paris, 1806, t. 1, note 2.)

vrir. Ses affinités ne sont pas seulement celles de la matière inorganique d'où elle est sortie, et dans ses mutations il faut encore tenir compte d'attributs nouveaux qui dépendent de son nouvel état.

C'est dans l'évolution de l'œuf ou du germe des animaux et des plantes avant toute organisation, dans les zoophytes, qui n'ont pas d'organisation apparente, qu'il faut commencer la recherche de ces attributs fondamentaux et universels. Là on peut les saisir à leur origine, et l'on peut ainsi les suivre dans toute la série des êtres vivants. Chez les animaux supérieurs, la recherche de ces attributs est masquée par la présence d'attributs nouveaux surajoutés, différents selon les êtres, résultant de la présence d'organes variables en rapport avec la nécessité des fonctions, et que, pour les distinguer, j'appellerai *attributs* ou *propriétés organiques*.

Dans tous les êtres vivants, les atomes doués de vie qui les composent, subissent, en sens divers, une influence directrice, une force d'impulsion nécessaire à la formation de l'individu, à son maintien, et, ce qui est plus important, à la perpétuité de son espèce. Ces atomes, en tant que doués de la vie, *sentent* instinctivement ; et la preuve qu'ils sentent, c'est qu'ils obéissent à l'impulsion vitale, et qu'ils prennent place dans chacun des organes où il est nécessaire qu'ils soient situés. En même temps qu'ils sentent, et cela bien évidemment sans le secours d'aucun tissu particulier, puisque ce sont des atomes, ils se *meuvent* sur eux-mêmes, encore sous l'influence de la vie, pour se réunir à d'autres, et faire, selon les besoins de l'individu et de l'espèce, des tissus et des organes particuliers qui sont nécessaires à l'institution des fonctions futures. Dans ce mouvement corpusculaire indépendant de la texture et déterminé par la vie, les atomes obéissent à la loi mystérieuse du maintien des espèces qui les range les uns à côté des autres d'après un plan préconçu. Ils forment nécessairement, dans chacun des êtres où ils se trouvent, des tissus et des organes différents qui s'entourent d'une enveloppe de végétal, d'animal ou d'homme, qui, par la mort, restitués plus tard à la terre, pourront pénétrer au sein d'autres espèces en concourant à des formes différentes.

« De la plante qui meurt l'animal se nourrit,
» Sur l'animal dissous la plante refleurit. »

Leur direction intelligente et leur soumission à un plan qui leur est évidemment antérieur, *pour la constitution, le maintien et la transmission de la forme*, caractérise le troisième des attributs vitaux de la matière.

Sentir sans organes de sensibilité ; *se mouvoir par soi-même* sans organes de mouvements ; *réaliser une forme* déterminée d'avance pour la création d'un être chargé de fonctions spéciales et de *propriétés orga-*

niques en rapport avec sa structure, tels sont les *attributs de la vie*. Je les désignerai sous le nom d'*impressibilité*, de mouvement par soi-même ou d'*autocinésie* (1), et de *promorphose*.

III.

Tout révèle un plan raisonné dans l'accomplissement des actes de la vie pour le maintien des espèces. — Métamorphoses et création. — Mouvement et activité de la matière en dehors de ses combinaisons ordinaires.

Tout dans la forme des êtres vivants, dans l'agencement des organes de la vie, dans l'exercice de leurs fonctions, révèle la présence d'une force dirigeante et une disposition rationnelle pour le jeu de cette force en vue d'une fin préconçue, qui est la conservation des espèces végétales ou animales à travers les mutations des individus. C'est dans cette vue qu'il s'opère dans leur intérieur et sous nos yeux, sans que nous puissions toujours en comprendre le mécanisme, de continuelles métamorphoses, et l'on peut dire que la vie n'est qu'une incessante création. Ce qui la caractérise, c'est le mouvement et l'activité de la matière en dehors de

(1) *Antocinésie*, de αὐτοκινησία, mouvement par soi-même. — D'après Plutarque, ce mot aurait été employé par Thalès, qui a défini l'âme : une nature toujours en mouvement, ἀεικίνητος, ou en mouvement par soi-même, αὐτοκίνητος.

ses combinaisons ordinaires pour créer des formes nouvelles.

Ses actes ont un but intelligent et raisonné. Le *cynips* (1), que chacun connaît, et auquel nous devons la noix de galle, a, chez le mâle et la femelle, une conformation toute différente en prévision d'un acte nécessaire à la conservation de son espèce. La femelle porte à la partie postérieure de son corps, entre deux palettes mobiles, une tarière à trois soies indispensables à l'inoculation de ses œufs dans la feuille du chêne. Cela explique pourquoi rien de pareil n'existe chez le mâle. Avec cette tarière le cynips femelle pique la feuille, y place son œuf avec les deux petites palettes, et le recouvre, sans voir ce qu'elle fait. C'est plus d'adresse que nous n'en aurions, s'il nous fallait faire œuvre de nos mains derrière le dos. Une fois cet acte accompli, la réaction de la plante se fait contre l'impression morbifique, une exsudation se produit sur la feuille de l'arbre; elle augmente, durcit, revêt une forme constante et ne dépasse jamais un certain volume, ce qui les rend toutes égales les unes aux autres. Mais ce n'est pas tout. Quand la noix de galle est complète et qu'on l'ouvre, on y trouve la *larve;* une petite cavité qui lui sert de logement, dont les parois sont formées d'une matière où se trouve de l'ami-

(1) Insecte qui pique les feuilles de chêne et qui produit la noix de galle.

don servant à ses repas, et derrière la couche d'amidon des cellules vides remplies d'air qui servent à sa respiration. Ce sont autant de petits réservoirs indispensables à la vie de l'animal. En dehors il y a une matière astringente qui sert à sa défense.

Ainsi, dans cette noix de galle se trouve pour la larve un logement, de la nourriture, des poches aériennes et un tissu protecteur. Tout cela s'est-il formé seul ?

Ceux qui professent que *les organes engendrent les fonctions*, pourront soutenir que la tarière est la cause du trou fait dans la feuille des chênes, que cette feuille doit sécréter le tannin des noix de galle, et enfin que celles-ci ont pour fonction de produire intérieurement une couche d'amidon et des réservoirs d'air favorables à la nutrition des larves de *cynips*. Nous ne pouvons nous résigner à faire à cette opinion l'honneur d'une discussion sérieuse, et nous dirons qu'il y a dans ces phénomènes un plan arrêté d'avance, et dans ces mouvements de la matière organique végétale une véritable prescience du but à réaliser.

Dans tous les animaux et pour chacun d'eux, des organes de structure différente se forment au sein d'un liquide homogène ou *blastème*, et chez l'animal tout formé, aux dépens d'un suc nourricier qu'on appelle le *sang*, et qui est le même dans toute les parties du système artériel ; les os du squelette prennent et conservent des formes différentes en rapport avec leurs fonctions respectives. Si c'est là le hasard, il faut convenir qu'il ne saurait être plus ingénieux.

Il y a un annelé qu'on appelle *planaire*, et dont on peut faire deux parties en le coupant par le milieu du corps, de façon à laisser l'estomac dans le fragment inférieur, tandis que la tête forme l'autre. Eh bien ! après un certain temps, le bout inférieur se complète en se formant ce qui lui manque, c'est-à-dire une tête, tandis que le bout supérieur se fait un estomac, et l'on a deux planaires. Il est difficile de trouver un témoignage plus magnifique de la fonction qui crée des organes, pour l'opposer à ceux qui pensent au contraire que ce sont les organes qui créent les fonctions. Pour le matérialiste, la vie, c'est la matière s'organisant par elle-même ; pour le spiritualiste, c'est du mouvement organisé par l'intelligence.

IV.

Tout ce qui vit s'accroît, se multiplie et disparaît.

Quand on envisage la vie dans l'homme, dans les animaux et dans les végétaux, on ne tarde pas à découvrir qu'en outre des attributs intimes de la matière qu'elle dirige, elle se révèle par des actes qui semblent en indiquer le but. « Se nourrir par soi-même, s'accroître et périr, » a dit Aristote (1). Ce que de nos jours on a librement et spirituellement traduit en disant « l'univers n'est rien que par la vie, et tout ce qui vit se nourrit. » Ce n'est pas assez dire, car il y a quelque chose de plus dans la vie. On pourrait la définir : s'accroître, engendrer et périr. Telle est la fin des êtres dans la nature. Beaucoup de plantes n'ouvrent leur corolle qu'un seul matin, pendant une heure, ou pendant quelques minutes, pour laisser s'accomplir la fécondation, et elles se flétrissent pour toujours. Le papillon du ver à soie ne sort de sa chrysalide que pour féconder sa femelle, et à peine a-t-il achevé sa tâche qu'il meurt pour toujours.

D'une autre part, les papillons, êtres annuels, qui ne trouvent pas à s'accoupler, vivent un an de plus s'ils trouvent le moyen de résister au froid ; alors ils passent l'hiver à l'état de mort apparente, et quand arrive l'été, ils se réveillent, s'accouplent et succombent. C'est ce que l'on observe très souvent dans les fermes où se réfugient les papillons du chou et une foule d'autres pendant la saison rigoureuse.

Un phénomène entièrement analogue se voit assez souvent dans les Alpes et dans les autres

(1) *Histoire des animaux*, lib. II, ch. I, trad. Camus.

montagnes sur du blé près de fleurir, que recouvre subitement une avalanche, et chez lequel s'arrête tout travail de fructification. L'avalanche dure un an, et dès qu'elle disparaît, la floraison suspendue du blé s'accomplit, et la graine se développe ensuite comme s'il n'était rien arrivé.

V.

Définition de la vie.

La vie est une force susceptible de communiquer à la matière une forme et des propriétés nouvelles, différentes de sa forme et de ses propriétés physiques et chimiques ordinaires.

Il est évident que la forme des êtres vivants diffère de tout ce qu'on connaît dans le monde inorganique, et que *dans son ensemble*, un être vivant, par cela même qu'il est vivant, résiste aux influences physiques et chimiques extérieures. Rien ne pourra détruire ce fait ; c'est la base de la philosophie médicale d'Hippocrate, de Galien, de Paracelse, de van Helmont, de Stahl, de Bordeu, de Barthez, et à laquelle Tiedemann, Müller, Berzelius, Liebig, Dumas, etc., qu'on ne saurait soupçonner de vouloir amoindrir le rôle de la chimie, ont prêté l'appui de leur nom. Le dernier de ces savants écrivait même en 1859 la phrase suivante : « La vie est un » combat où les forces de l'organisation, en lutte

» continuelle avec les forces qui régissent la ma-
» tière brute, doivent sans cesse maîtriser celle-ci
» pour les plier aux besoins de notre existence (1). »

VI.

De l'origine de la vie sur le globe.

Si la matière est éternelle et toujours semblable, il n'en est pas de même de la vie. Des milliers de siècles séparent la formation de la terre de son refroidissement et de l'apparition des êtres vivants.

Quand la vie a-t-elle paru sur le globe? Comment la matière organique, ses combinaisons, et enfin les corps vivants, se sont-ils formés sur notre planète? C'est ce qu'il sera très difficile de dire, malgré les découvertes géologiques qui, révélant les différents âges de la terre, ont jeté sur l'obscurité de ce chaos les vives lumières de la science.

On a supposé :

1° Que les corps organisés ont existé dès l'origine de notre planète ;

2° Que les matières organiques et les corps vivants ont été produits par les éléments et la matière inorganiques, sous l'influence des causes générales ;

3° Que la substance des corps vivants a été pri-

(1) *Rapport au ministre sur le rétablissement de la chaire de pharmacie*, 1859.

mitivement contenue dans l'eau comme matière organique, avec la propriété de prendre la forme organique la plus simple, s'élevant successivement à des formes plus compliquées, ayant des organes générateurs, et pouvant se conserver d'une façon durable comme *espèce*, par génération.

A. La géologie s'élève contre la première hypothèse. En effet, il est facile de démontrer que l'origine des êtres vivants est moins ancienne que celle du globe, que leur création est récente, et enfin que la matière inorganique a existé avant eux avec toutes les propriétés qu'on lui reconnaît aujourd'hui. On ne trouve des fossiles que dans les couches superficielles de la terre, et il n'y en a point dans les terrains primitifs ou volcaniques ; les êtres vivants n'ont donc paru que très tard à la surface nue de la terre. Ce n'était primitivement qu'une masse incandescente qui s'est peu à peu refroidie, dont la surface a été souvent déchirée par des soulèvements intérieurs, et il fut un temps où, en raison de sa chaleur, nul être vivant ne pouvait habiter à la surface.

B. Il n'y a pas de faits capables d'établir que la naissance des matières organiques et des corps vivants dépende de l'action des causes générales sur la matière inorganique.

La matière organique ne produit rien qu'elle-même, et les corps vivants ne peuvent produire avec les substances inorganiques seules la plus grande partie des matériaux qui entrent dans leur composition.

C. Il est très probable, comme le disent Buffon, Treviranus, Tiedemann, que la matière organique douée de *propriétés plastiques*, c'est-à-dire des *attributs de la vie*, a existé primitivement dans l'eau, et qu'elle a pris successivement la forme d'êtres de plus en plus compliqués sous l'influence *accessoire* de l'air, de la lumière, de la chaleur et de l'électricité.

En effet, il n'y a point de corps organisés dans les terrains primitifs produits du feu, ou vulcanisme.

Il n'y en a que dans les couches supérieures de la terre. Là existent des restes d'animaux aquatiques de la forme la plus simple : les coraux, les autres animaux rayonnés, des coquillages ou mollusques occupant les terrains situés au-dessus des roches primitives. Après ceux-là viennent les poissons, les reptiles, et enfin dans les couches les plus superficielles des cétacés et d'autres mammifères.

La progression est la même pour les végétaux fossiles, dont les plus simples, tels que les fougères, occupent les couches les plus profondes, puis les autres monocotylédonées (palmiers), et enfin les dicotylédonées.

Les singes et l'homme étant les derniers produits

de l'organisation arrivée à son développement le plus complet, n'existent pas à l'état fossile, et tout ce qui a été publié de contraire à cette assertion exige vérification.

Ces motifs ont porté quelques naturalistes et quelques savants, Buffon, Treviranus, Tiedemann, etc., à admettre une *matière organique primitive*, répandue à la surface du globe et servant de base à la formation des *êtres vivants* (1).

VII.

Force particulière ou propriété de la matière ; sa nature est inconnue, et comme on la conclut de ses effets, il faut analyser ses phénomènes. — La vie dirige la matière vers une fin nouvelle à l'aide des agents physiques. — Elle n'a rien d'absolu. — C'est une force physico-vitale.

On sait ce que produit la vie, mais on ignore ce qu'elle est. Cela est vrai. Que la vie soit une force d'origine inconnue susceptible de communiquer à la matière des formes nouvelles et des propriétés spéciales différentes des propriétés de la matière soumise à l'empire des lois physiques (les mêmes influences qui font la vie font la putréfaction), ou qu'elle soit au contraire un mouvement spontané de la matière organisant des créations nouvelles, il faut l'étudier d'après ses phénomènes

(1) Tiedemann, *Traité complet de physiologie de l'homme*. Paris, 1831, p. 110.

généraux, par ses attributs nécessaires dans tous les êtres vivants.

La vie ne se peut comprendre distincte de la matière par laquelle elle se révèle à nos sens et dans laquelle elle est incarnée pour la conduire à une fin spéciale, lorsque certaines influences extérieures lui viennent en aide. Elle n'a rien d'absolu ni de nécessaire, comme la gravitation et quelques autres forces physiques qui commandent inévitablement et immédiatement leurs effets, et elle en diffère parce que, pour produire complétement les siens, elle exige un temps variable qui peut être de plusieurs années, et de plus le concours multiple de l'eau, de la chaleur, de l'air, des aliments et des autres agents naturels. A cet égard, c'est une *force mixte* accrue par l'action d'un certain nombre d'agents qu'elle utilise selon son activité pour des créations ultérieures. C'est une *force physico-vitale*.

Si les actes de la vie résultent d'une force ou d'un agent impondérable qui meut la matière du germe, entre dans sa composition et communique aux combinaisons organiques des propriétés dont la mort amène l'extinction, *il est évident que l'action de cette force n'a rien d'absolu*. La composition matérielle et la force nécessaire à la vie peuvent exister, et cependant ne pas se manifester par des phénomènes vitaux. Ce repos de la force vitale a lieu dans l'œuf fécondé et non couvé, dans la graine qui ne germe pas. Si ce n'est pas la vie, c'est au moins l'aptitude à vivre, et ce qu'on observe dans les œufs d'insectes (les vers à soie, par exemple), dans les graines des phanérogames, dans les graines du blé (1) qu'on peut transporter à de grandes distances ou garder pendant des siècles, prouve la réalité de ce fait remarquable. Si la force vitale du germe n'a besoin d'aucun secours pour se maintenir en puissance et conserver son aptitude à l'action, il en faut à la vie développée qui se manifeste par des actes. Là interviennent les différentes influences extérieures de la chaleur, de l'humidité, celle d'atmosphère, d'alimentation, etc., nécessaires à la manifestation des phénomènes vitaux. Et, chose remarquable, les influences qui engendrent la vie sont aussi celles qui produisent la putréfaction.

VIII.

Sans cesse la vie passe de la puissance à l'acte et de l'acte à la puissance.

Parmi les éléments, la vie n'en utilise qu'un très petit nombre, et de préférence ceux qui conviennent

(1) J'ai vu du blé recueilli dans des momies égyptiennes, ayant produit des chaumes magnifiques, hauts de sept pieds et couronnés d'épis à trois bifurcations, chargés d'un nombre de graines infiniment plus considérable que celui qu'on retire de notre plus beau blé indigène.

à ses combinaisons ternaires, quaternaires, quinaires, etc., pour la constitution de la matière organique et pour la formation des germes. C'est par la vie que s'engendre la vie, et elle se perpétue en passant *de la puissance à l'acte*, ou *de l'acte à la puissance.* On la voit passer de la puissance à l'acte dans les germes fécondés qui rencontrent des conditions favorables à leur développement, ou dans les matières organiques devenant parties intégrantes d'un être vivant. Elle retourne au contraire de l'acte à la puissance, lorsqu'elle forme de nouveaux germes tout fécondés ayant *une vie latente*, attendant l'heure du réveil, ou lorsqu'elle favorise la dissociation de la matière organisée qui servira de blastème et d'aliment à ces infusoires et à ces êtres vivants qu'on dit, mais à tort, être le produit de *générations spontanées.*

Sauf les végétaux, qui ont le pouvoir de créer et de multiplier outre mesure la matière organique, tous les animaux la reçoivent du dehors et la convertissent en leur propre substance ; mais dans ces cas mêmes, le végétal a pour origine un noyau de matière organique qui est la graine, et l'on doit maintenir comme incontestable cet axiome que : *La vie a seule le pouvoir d'engendrer la vie.* « Omne vivum ex vivo. »

IX.

La vie est une continuelle métamorphose favorisée par l'activité presciente de la matière organisée.

Ce qui révèle à la fois l'existence et l'activité presciente de la vie considérée comme force spéciale, c'est le continuel changement de composition du corps où elle s'est incarnée; c'est le double mouvement de départ et d'apport de toutes les molécules organiques nécessaires à ses métamorphoses; c'est enfin la rénovation incessante de la matière des êtres vivants n'altérant point leur forme extérieure, leurs qualités, ni la faculté qu'ils ont de résister aux influences chimiques du dehors. Dès que ce mouvement s'arrête, l'activité de l'être s'éteint, et sa substance, replacée sous l'empire des lois physiques et chimiques, perd graduellement sa composition et sa forme. Une partie entièrement décomposée rentre dans le règne inorganique, et l'autre garde *la vie en puissance*, s'incorpore comme aliment à d'autres formes vivantes qu'elle sert à créer. C'est partout la métamorphose de la matière vivante et la création incessante de formes nouvelles. Partout enfin c'est une activité instinctive dirigeant les parties dans une vue d'ensemble impossible à méconnaître.

X.

La vie incarnée produit des effets qui deviennent cause à leur tour. — Organes et fonctions. — Leurs rapports.

Une fois incarnée dans la matière, la vie produit des effets qui deviennent cause à leur tour, et ses organes offrent des propriétés de tissu et des facultés que la texture explique ou fait comprendre, mais que domine toujours et peut accroître ou affaiblir la force d'ensemble ou extraordinaire qui a dirigé leur formation. Le système nerveux devient cause de mouvements physiques et chimiques. Il se complète et se perfectionne différemment suivant les êtres ; mais chez les mammifères il acquiert son plus haut degré de développement, et offre dans la moelle allongée cette partie que M. Flourens a désignée sous le nom de *nœud vital*, c'est-à-dire un endroit qu'on ne peut blesser sans amener immédiatement la mort. Cependant le nœud vital n'est pas la vie, puisqu'il a été formé par elle, et que sans lui l'animal a pu vivre. Avec les muscles qui se sont formés, et qui agissent, apparaît la contractilité musculaire, une cause de chaleur, ainsi que la nutrition et la respiration, etc. De là le rapport des *organes aux fonctions*, principe vrai s'il n'est exagéré et pris dans un sens absolu; car, dans beaucoup de cas, avec des organes malades profondément altérés, les fonctions restent régulières, et, au contraire, des troubles fonctionnels très graves peuvent se montrer sans dépendre d'une altération matérielle des organes.

Dans les êtres inférieurs, le principe est faux, car là où il n'y a plus d'organes distincts, des animaux se *nourrissent*, *digèrent*, *absorbent*, *respirent*, et des liquides réparateurs *circulent* dans leurs tissus (1). C'est ainsi qu'on voit l'hydre d'eau douce, retournée comme le doigt d'un gant, digérer par sa peau qui est devenue sa cavité intestinale, et respirer par sa muqueuse dont on a fait son enveloppe externe. Dans la section de ce polype, comme dans la segmentation des planaires, chaque partie du corps est apte à s'acquitter de tous les actes physiologiques que remplit l'animal dans son entier. Dans les fausses membranes qui s'organisent, et où il se forme des capillaires, c'est le globule sanguin qui fait la lacune, et la lacune précède la formation du vaisseau.

XI.

La vie est plus ou moins active et s'affaiblit sans que cela s'explique par des propriétés matérielles démontrables, ni par l'usure.

L'activité de la vie varie aux différents âges et sous l'influence de circonstances particulières, sans

(1) De Quatrefages, *Souvenirs d'un naturaliste*, t. I, p. 296.

qu'il soit possible d'expliquer ces différences de force et d'intensité par des différences de propriétés matérielles démontrables. Expliquer la diminution de rapidité du mouvement de composition des êtres vivants, le ralentissement de leurs métamorphoses, leur caducité et leur durée limitée, en disant que *la vie s'use par les influences inorganiques* ou par l'*accumulation de quelques substances décomposées*, dont l'affinité chimique se met en équilibre avec la force vitale, c'est n'expliquer rien ; car cette usure et cette accumulation de substances décomposées s'opèrent dès l'apparition du nouvel être. La vie devrait donc commencer par s'user et voir diminuer sa force, comme il arrive au projectile dès qu'il est lancé dans l'atmosphère, à la machine en exercice dès qu'elle sort de chez l'ouvrier. Loin de là, cette force s'accroît pendant un temps limité, et ce n'est qu'à une époque plus ou moins éloignée qu'elle commence à décroître, à s'affaiblir et à modifier la texture des organes.

XII.

La vie, force physico-vitale, n'enlève à la matière aucune de ses propriétés, mais elle les modifie plus ou moins, selon ses besoins.

La vie qui ajoute à la matière des propriétés spéciales, ne lui enlève aucune de ses autres propriétés générales qu'elle utilise dans ses fonctions en les modifiant plus ou moins, selon les besoins de son activité. En faisant produire les végétaux et les animaux par d'autres corps de la même espèce qu'eux, elle leur donne même forme, même composition et un mode d'activité semblable. Aucun être n'est le résultat de l'action des forces purement physiques, et comme le dit Tiedemann, *toutes les qualités des corps organiques doivent être considérées comme des effets de la vie* (1). C'est à ce point que Reil a pu dire : « Dans un organe vivant rien n'est mort, pas même l'élasticité, et tout y est modifié par la vie (2). »

XIII.

La vie se crée dans chaque espèce d'êtres des organes spéciaux qui doivent devenir les instruments de son activité. Les fonctions créent leurs organes, et tout se fait alors par l'intermédiaire des lois physiques.

Dans le continuel mouvement d'activité de la matière des êtres vivants, les changements du corps s'accomplissent partout conformément à une même idée, ou, si l'on veut, d'après le même plan. Partout ce sont les mêmes besoins, c'est-à-dire, des fonc-

(1) *Traité de physiologie de l'homme*, p. 135.

(2) *Archives de physiologie*, t. VII, p. 458.

tions semblables qui s'exécutent d'une façon différente par des organes différents, suivant la nature des êtres et des espèces. Tout ce qui existe se maintient par la *nutrition*, ou faculté de prendre certaines substances solides ou liquides appelées *aliments*, au moyen de l'absorption extérieure ou de mouvements volontaires destinés à l'introduction des aliments; par la *respiration*, qui emprunte au milieu ambiant les gaz nécessaires, et y rejette ceux qui sont inutiles; par la *circulation*, qui distribue les humeurs nutritives dans les interstices des solides; par l'*assimilation*, qui convertit en sa propre substance les gaz et les aliments venus du dehors; par la *sensibilité inconsciente*, siége des instincts organiques; enfin par des *sécrétions*, qui séparent du sang les humeurs nécessaires ou impropres à l'entretien de l'être. Dans cette dernière classe se trouve la *génération*.

C'est la nécessité de ces fonctions indispensables à la vie dans tous les êtres qui a donné lieu au développement de la multitude des organes différents par lesquels elles s'accomplissent. Tendant à un but unique, chacune d'elles diffère dans les moyens d'exécution au point d'être méconnaissable. Tous les végétaux et tous les animaux *sentent*, avec ou sans organes de sensibilité : tous *respirent*, mais que d'organes différents de respiration, depuis les plantes n'ayant pas d'appareil respiratoire, et certains animaux qui respirent par tous les tissus, jusqu'aux insectes, qui respirent par des *trachées*, jusqu'aux poissons, qui se servent de *branchies*, et enfin jusqu'aux oiseaux et aux mammifères, qui pour cet usage ont des *poumons*.

C'est là un fait qui prouve contre ceux qui soutiennent que l'organe crée la fonction, et il est infiniment plus vrai de dire que c'est la fonction qui crée l'organe. Suivant les êtres, ces manifestations d'activité sont continues ou intermittentes ; quelques-unes ne se montrent qu'une fois, et d'autres se représentent à plusieurs reprises dans le cours de la vie. Toutes se réalisent par l'intervention de forces physiques et chimiques ordinaires, mais toutes aussi sont plus ou moins modifiées par l'action vitale qui les domine, qui affaiblit ou accroît leur énergie.

Un seul de ces actes est permanent, c'est la nutrition proprement dite, car elle s'exerce sans interruption, quoiqu'elle puisse n'avoir lieu qu'à un faible degré. Les autres peuvent s'interrompre, comme il arrive dans l'hibernation d'une foule de plantes et d'animaux où la respiration, la circulation et les sécrétions sont fréquemment suspendues. Les interruptions sont d'autant plus courtes que l'organisation est plus compliquée et que les manifestations d'activité sont plus importantes Nulle interruption de la circulation ne peut se produire chez les animaux, tandis que c'est un fait très ordinaire dans les plantes. La respiration peut s'interrompre dans quelques mammifères chez les hibernants, et dans tous les animaux inférieurs.

Les sécrétions sont bien plus souvent intermittentes, et dans leurs manifestations elles sont par leur produit très différentes d'elles-mêmes. On sait que le lait offre des différences notables de composition au début, au milieu ou à la fin de la lactation, et même dans les différentes parties d'une traite. Il en est ainsi de tous les autres produits de sécrétion.

XIV.

La vie est une, malgré la multiplicité des organismes associés.

Si chez l'homme et chez les vertébrés l'unité de la vie résulte de l'association sympathique des organes les uns avec les autres, de façon que la souffrance d'une partie ait un retentissement forcé dans le reste de l'individu, il n'en est pas de même dans la plupart des êtres inférieurs et des végétaux qui sont formés par la réunion d'êtres de même nature et qu'avec un peu d'art on arrive à isoler. Chez ces derniers, la vie, *une* dans son principe, préside à l'apparition de plusieurs organismes associés, et il y a plusieurs êtres dans un même individu. Les nombreux bourgeons d'un arbre sont des êtres complets nés sur la même tige, et qu'on peut séparer pour produire par greffe ou par bouture un arbre semblable à celui d'où ils sont sortis. C'est ce qu'on voit sur les géraniums, sur les rosiers, sur les arbres à fruit, sur les saules, etc. Les coraux, les polypes se propagent normalement de cette manière, et engendrent des gemmes (1) qui abandonnent la souche commune, se changent en larves errantes, qui un jour se fixent et reforment un polypier. Chez eux la vie se divise et se multiplie en ce sens que des individus de même espèce, ayant une vie propre susceptible de prendre les caractères d'une vie indépendante, sont réunis et forment un être composé par l'association de plusieurs êtres. *Animalia composita*, disait Linné, et c'est ce que Cuvier exprimait par ces mots : « *Leurs individus sont réunis en grand nombre pour former des êtres composés.* » Cependant, à côté de ces êtres composés où apparaît la *multiplicité dans l'unité ;* entre eux et les *êtres unitaires*, il existe, à titre d'intermédiaires, des animaux qui ne présentent ni l'*unité parfaite* des premiers, ni la *multiplicité manifeste* des seconds ; ils sont composés d'organismes juxtaposés bout à bout, dont l'ensemble fait l'individu. Ce sont les *animaux zoonites* que le professeur Moquin-Tandon a fait con-

(1) *Gemmes*, analogues des bourgeons dans les végétaux.

naître, et dans lesquels chaque organisme prend le nom de *zoonite* (1). Le *ténia* ou *ver solitaire* est composé de centaines d'anneaux soudés bout à bout, dont chacun forme un organisme complet, pouvant se désagréger et s'isoler à une certaine époque de la vie. Ainsi se forment les *cucurbitins* qui se mêlent aux excréments. On voit une disposition analogue dans la sangsue, dont cinq anneaux séparés par une paire de taches constituent un organisme semblable ayant son système nerveux stomacal, sanguin, musculaire, sécrétoire et génital. C'est enfin ce qui s'observe sur les *mille-pieds* ou *perce-oreilles*, et, en un mot, sur tous les animaux dits *articulés*. On dirait une série d'animaux distincts alignés bout à bout, et entièrement soudés les uns aux autres.

Au reste, que l'individu soit *unique* ou *multiple*, formé tantôt par l'agglomération de plusieurs êtres séparables ou séparés et ayant une vie propre, tantôt par des organismes distincts, mais inséparables, c'est-à-dire de *zoonites*, les lois générales de la vie n'en sont pas moins les mêmes, et partout on trouve qu'une force extra-organique dirige la matière de l'être vivant selon sa destinée, qui est la conservation de l'espèce.

(1) Moquin-Tandon, *Éléments de zoologie médicale*, 2e édit. Paris, 1862, p. 44.

XV.

Les éléments de l'air, de l'eau, des matières inorganiques et organiques constituent les aliments de la vie.

Les matériaux que les corps vivants puisent hors d'eux pour la nutrition sont les principes constituants de l'air, de l'eau et des matières organiques ou inorganiques, comme on l'observe dans les végétaux. Ils se dévorent eux-mêmes. La vie engendre la vie.

La matière organique est la source principale à laquelle les corps vivants puisent les matériaux de leur nutrition, et elle change continuellement de forme par l'action des corps vivants. Buffon l'a dit : « La matière qui sert à la nutrition et à la re-
» production des animaux et des végétaux est la
» même. C'est une substance productive et uni-
» verselle, composée de molécules organiques tou-
» jours existantes, toujours actives, dont la réunion
» produit les corps organisés. La nature travaille
» toujours sur le même fond, et ce fond est inépui-
» sable, mais les moyens qu'elle emploie pour le
» mettre en valeur sont différents les uns des au-
» tres (1). »

Au contraire, si l'on examine les corps inorga-

(1) *Hist. nat. des animaux*, 2, II, p. 306.

niques, on voit que pour eux il n'y a point d'aliments; une fois formés, ils sont stables, ils n'empruntent ou ne cèdent rien au milieu qui les entoure.

XVI.

L'absorption introduit les aliments au sein des tissus de l'organisme, là où ils se convertissent dans la substance de l'être vivant. — Greffes différentes sur la même tige. — Animaux différents au même régime alimentaire.

L'introduction des aliments dans les êtres vivants se fait par une manifestation particulière d'activité, l'*absorption* de liquides par la surface extérieure ou par des racines; ou l'absorption de substances solides et liquides par la bouche communiquant avec un sac alimentaire. C'est là, surtout, ce qu'on appelle des aliments. Ceux-ci se convertissent avant de passer dans la masse des solides. Ils se liquéfient et s'animalisent afin de mieux s'approprier à l'être dans lequel ils se trouvent. *Des plantes différentes germent, croissent et produisent des combinaisons particulières dans le même sol et sous l'influence des mêmes matériaux nutritifs.* Exemple : la mauve, la digitale, le pavot et la camomille, qui croissent et vivent dans les mêmes lieux, engendrent aux dépens de la même terre et d'une atmosphère commune un principe émollient, inoffensif, ou au contraire un poison sédatif, narcotique ou excitant.

Des végétaux différents, tels que l'abricotier, le cerisier, le pêcher, se couvrent de fleurs et de fruits particuliers après avoir été greffés sur le même tronc de prunier sauvage, s'alimentant par les mêmes racines. Il en est de même du pommier, qui peut recevoir les greffes du cognassier et du poirier, etc. La greffe a donc le pouvoir de s'assimiler le grossier liquide du sauvageon. Chaque plante prépare avec les mêmes substances alimentaires un liquide nourricier propre et doué de qualités spécifiques nécessaires à sa conversion en tige, en feuilles et en fruits. Les mêmes graines servent à la nourriture des oiseaux qui ornent nos volières, sans rien perdre de la diversité de leur plumage. Dans la même eau peuvent vivre bien des poissons d'espèce très distincte, et des animaux différents qui se nourrissent de la même manière n'en restent pas moins différents.

Du lait de vache peut être la première nourriture de tous nos mammifères domestiques, sans rien changer à leur nature physique et morale, et c'est sans doute par plaisanterie qu'on a dit qu'enfant nourri de lait de chèvre pouvait acquérir l'entêtement et la salacité du bouc. Mettez au même régime, chacun de son côté, un jeune chat et un jeune chien, vous ne changerez pas leur nature ; ils n'en resteront pas moins comme chien et chat prêts à s'entre-dévorer à leur première rencontre.

C'est le naturel qui de l'aliment fait l'alimentation, et non pas l'alimentation qui fait le naturel. Dans le même milieu chaque être choisit selon ses besoins instinctifs, avec ou sans réflexion, les principes conformes à la nature de ses organes, ici au moyen de racines, ailleurs par des membranes absorbantes ; mais partout existe un sens de nutrition instinctive pour l'élection des matières alimentaires. Cela ne veut pas dire que le régime et le climat n'aient aucune influence sur l'organisation et ne puissent la modifier. Non, ce serait une erreur. Chaque contrée a une flore et une faune particulières ; les espèces peuvent être transportées incertaines de leur acclimatation, et dans les indigènes d'un pays on peut, par l'alimentation, modifier les caractères physiques et moraux habituels des êtres. Toutefois il ne faut pas ignorer qu'il n'y a que le croisement pour créer des variétés permanentes et durables.

XVII.

Tout ce qui vit emprunte et rend au milieu qui l'entoure par la respiration. — Hématose.

Tous les êtres vivants sont en réciprocité d'action avec les milieux qu'ils habitent. Ils absorbent de l'air ou de l'air mêlé d'eau, et ils rendent à l'atmosphère ou à l'eau quelques-uns de ces éléments, à l'état de pureté ou modifiés par l'addition de produits nouveaux. C'est la *respiration*. Par la respiration, acte universel de tout ce qui est doué de la vie, réalisé par des organes très différents suivant les espèces végétales et animales, il se fait un échange continuel entre l'être vivant et le milieu qui l'entoure. Partout la vie emprunte de l'oxygène pour revivifier le suc nourricier et cet oxygène, se combine au carbone des tissus en développant de la chaleur et de l'acide carbonique. Ainsi font : les infusoires qui sont quelquefois, comme l'a dit M. Pasteur, le moyen de transport de l'oxygène sur des êtres qui n'en auraient pas (1) ; les végétaux et les poissons qui remplissent l'air et l'eau de l'acide carbonique échappé de leurs tissus ; les animaux, et enfin l'homme, qui, sous ce rapport, est, comme l'animalité, l'esclave des lois de la vie.

Dans quelques cas, cependant, il y a des infusoires qui vivent sans oxygène, mais cela est tout à fait exceptionnel, et les conditions dans lesquelles vivent ces infusoires ne sont pas encore suffisamment déterminées. Dans les cryptogames, dans les polypes, la fonction se fait sans organes particuliers, par la surface de l'animal. Dans les animaux qui respirent l'air, on trouve des poumons et des trachées aériennes ; ceux qui respirent dans l'eau ont des

(1) *Comptes rendus de l'Académie des sciences*, 1861.

branchies ou trachées aquifères. C'est par la respiration que le liquide préparé avec les aliments et les sucs de l'estomac, ayant subi le premier degré de l'animalisation, acquiert des qualités indispensables à la nutrition des tissus.

XVIII.

Une fois convertis en liquide nourricier, les aliments transformés se meuvent dans les tissus à travers des canaux, ou en circulant dans des cellules par endosmose.

Les aliments convertis en liquide nourricier ne peuvent servir à la nutrition qu'en *imbibant* les tissus ou en *circulant* dans toutes les parties du corps : c'est ce que Draparnaud appelait la *fluidolation*. Dans les êtres inférieurs, polypes, infusoires, etc., il n'y a pas de vaisseaux, et le suc nourricier se meut par imbibition dans les tissus. Dans les plantes et dans les animaux il y a, au contraire, une circulation très active, soit par des vaisseaux végétaux particuliers, soit par des vaisseaux fermés de toute part comme chez les animaux, ou interrompus dans les tissus de l'animal comme chez les êtres inférieurs.

Partout, qu'il y ait des vaisseaux ou qu'il n'y en ait pas, arrivé dans la profondeur des tissus, dans les cellules organiques, et dans le réseau capillaire, le liquide se meut sans circulation régulière, et il se répand en vertu d'une propriété organique que Dutrochet a fait connaître sous le nom d'*endosmose* et d'*exosmose*. Par cette force les liquides traversent les membranes qui les séparent, en allant toujours du liquide le moins dense à celui qui l'est davantage, et, dans les êtres qui n'ont pas de système circulatoire, comme chez ceux qui en ont un, c'est par elle que se meut le suc nourricier dans les cellules du tissu spongieux des organes. C'est par elle enfin que le suc nourricier apporte ce qui est nécessaire, et retire ce qui est inutile.

XIX.

La vie sécrète du gaz ou des liquides nécessaires ou impropres à son usage, les uns pour aider à la transformation des aliments, les autres pour la génération, les autres pour être rejetés au dehors. Excrétions.

Tous les êtres vivants sécrètent ou excrètent sous forme de gaz ou de liquides des matériaux extraits de leurs humeurs, et nécessaires ou impropres à la vie. Ce sont là les fonctions de *sécrétion* et d'*excrétion*, et rien de semblable ne s'observe dans les corps inorganiques.

Parmi ces êtres les uns, bas placés dans l'échelle des êtres, absorbent, respirent, sécrètent ou excrètent sans organe distinct, à l'envers ou à l'endroit;

comme chez les polypes retournés ; mais chez d'autres plus parfaits, les sécrétions et les excrétions se font par endosmose sur certains tissus déterminés; ailleurs, enfin, et chez l'homme, elles se font par des organes glandulaires de structure spéciale.

Dans ces cas, on voit des sécrétions particulières s'accomplir pour favoriser, soit la liquéfaction et l'animalisation des aliments, soit la propagation et la perpétuité des espèces. Telles sont celles qui produisent la salive, les sucs gastrique, pancréatique, intestinal, et la bile pour la digestion ; le sperme et la formation des ovules pour la génération.

Quant aux *excrétions* variables, selon les espèces végétales et animales, elles sont, comme je l'ai dit, indispensables à l'élimination de certains produits formés dans l'organisme par les échanges de la vie avec le monde extérieur, et c'est par leur intermédiaire que s'échappent les matières inutiles ou nuisibles. De l'eau, des matières gommeuses, sucrées ou salines, grasses ou azotées, de l'oxygène, de l'acide carbonique, de l'azote, etc., sortent continuellement des êtres vivants ; et cela est indispensable à leur conservation. On sait, d'ailleurs, depuis les expériences de Foucault, qu'il suffit de couvrir la peau d'un animal d'un vernis imperméable susceptible d'empêcher le service des excrétions cutanées pour occasionner la mort.

XX.

La vie commande à toutes les manifestations de l'activité vitale et les coordonne en vue d'un but commun.

Toutes les manifestations de l'activité vitale dépendent les unes des autres et se commandent mutuellement. Rien de semblable n'existe dans les corps inorganiques. Du premier mouvement des granulations vivantes vers la forme spécifique d'un être jusqu'à la formation des tissus et à la constitution des organes et des fonctions, tous les actes sont nécessaires et en harmonie avec le but à atteindre. L'ingestion des aliments, leur absorption et l'assimilation; la respiration et le mouvement du suc nourricier nécessaire à la nutrition; les sécrétions et les excrétions, tout cela s'exerce d'une façon rationnelle avec la plus merveilleuse coordination.

Que de choses à envisager pour ceux qui font de la vie une simple propriété de la matière! Mais ce n'est pas tout. Indépendamment des manifestations particulières d'activité qui, dans l'ordre des choses physiques, maintiennent la forme des êtres vivants, il y a chez un grand nombre d'entre eux toute une série d'actes sensitifs et sensibles, de mouvements instinctifs et de phénomènes moraux ou intellectuels, qui sont la conséquence d'un attribut particulier de la vie, s'exerçant avec ou sans l'assistance d'un système nerveux, c'est-à-dire d'organes d'innervation. Certains infusoires sentent, pensent et se meuvent sans organes déterminés, dans la limite de leurs instincts, absolument comme l'animal infiniment plus parfait, pourvu de cordons ou de centres sensitifs. Mais c'est chez les animaux supérieurs que les phénomènes sont plus caractérisés. Là existe un système nerveux qui varie beaucoup dans ses formes extérieures, et avec lui se montrent la sensibilité consciente, la volonté, l'instinct, etc., ce qui nous conduit jusqu'à l'homme, où l'on trouve avec des organes de plus en plus parfaits, une délicatesse inimaginable et de sensibilité, une faculté de mouvement qui est en rapport avec son activité propre, des passions et des instincts d'animalité révoltants; mais par-dessus tout, la raison et la moralité, qui en font le premier de tous les êtres, celui dont l'*âme* est seule capable de comprendre Dieu.

XXI.

Les manifestations de la vie sont continues, rémittentes ou intermittentes. La génération est une fonction intermittente.

Parmi les manifestations de l'activité vitale, il y en a de *continues*, comme la nutrition et l'assimilation, le mouvement de rénovation de la matière des corps, la respiration, quelques excrétions, etc., etc. D'autres sont *intermittentes*, comme les sécrétions, la circulation chez les hibernants, et dans les végétaux en hiver, la génération, etc., etc. ; et il y en a, enfin, qui ne s'opèrent qu'une seule fois pendant l'existence de chaque individu. Celles-ci accompagnent son origine, son développement et les différentes périodes de la vie.

Parmi les manifestations intermittentes de la vie, il en est une qui présente de très curieuses particularités suivant les êtres où on l'observe : c'est la génération.

Quand on étudie l'origine de la vie, on voit que les rudiments de l'être vivant sont : 1° une matière organique dans laquelle, après cessation de son activité, on suppose qu'il se fait un développement spontané d'êtres vivants ; 2° ou une matière organique aidée du concours actif d'êtres vivants.

Dans le premier cas, il y a *génération spontanée.*

Dans l'autre, la *génération* est en quelque sorte intelligente, c'est la *procréation.*

Harvey, Linné, Spallanzani, Bonnet, etc., ont érigé en principe que les corps vivants ne pouvaient venir que d'œufs ou de graines, et que, animaux et végétaux de nouvelle formation étaient des manifestations d'activité d'êtres déjà existants. Needham, Priestley, Monti, Wrisberg, Treviranus, Pouchet (1), etc., ont voulu établir, au contraire,

(1) *Hétérogénie ou Traité de la génération spontanée, basé sur de nouvelles expériences.* Paris, 1859.

qu'une foule de formes végétales et animales pouvaient se montrer sans le concours *d'autres êtres vivants*, par la putréfaction des matières organiques.

C'est ce qu'on appelle génération *spontanée, équivoque, hétérogène, primitive ;* exemple : la production des infusoires animaux ou végétaux, le développement des entozoaires; mais ce fait est sérieusement contesté, et l'on a démontré que les germes des infusoires se trouvent dans l'air, comme ceux des entozoaires sont dans les aliments que prennent les animaux.

Tiedemann croit que ce mode de génération justifie l'axiome de Treviranus, qu'il y a une *matière propre aux corps organiques apte à la vie* et pouvant acquérir un mode particulier d'action et revêtir certaines formes animales ou végétales.

Cette génération prétendue ou spontanée n'existe pas. Elle est le résultat d'une matière organique ayant la vie *latente* ou *en puissance* et prête à entrer dans les combinaisons nouvelles provoquées par des germes insaisissables ou d'une extrême petitesse s'ils sont proportionnels au volume des infusoires auxquels ils donnent naissance.

Tous les autres corps vivants naissent d'organismes déjà existants et connus. C'est la *génération univoque* ou *procréation* avec ou sans le concours des sexes.

Lorsqu'elle s'accomplit sans le concours des

sexes, une partie se détache de l'animal souche, s'accroît et prend la forme de l'espèce.

Tantôt le corps se divise en plusieurs parties, dont chacune fait un individu, c'est la *génération fissipare*. Exemples : parmi les infusoires, les bacillaires, les paramécies, les cyclides (Muller); les conferves (Treviranus) ; les polypes d'eau douce (Trembley) ; mais là elle n'est qu'accidentelle. Quand le corps animal produit des *parties* ou germes qui se développent d'après les lois de l'espèce et ne laissent pas moins subsister l'organisme primitif qui fait souche, c'est la *génération gemmipare*. Ces parties sont des portions de l'organisme ancien nommées rejetons, ayant une structure semblable à lui, ou ce sont des globules excrétés par le corps organique et nommés *corpuscules reproducteurs*. Exemples : les polypes à bras et les vorticelles (Trembley) ; les coraux, les sertulaires et autres polypiers marins, d'après Cavolini, se propagent exclusivement par rejetons; les plantes se reproduisent ainsi concurremment avec d'autres modes de reproduction.

Dans la multiplication par corpuscules reproducteurs ou *gemmes*, des globules rejetés en dehors engendrent de nouveaux individus sans être fécondés, comme le seraient les œufs et les graines, dont ils diffèrent, parce qu'ils ne sortent pas d'une enveloppe spéciale au moment de leur développement. Ils sont à leur origine unis à la masse du corps sur une partie déterminée où paraissent de petites vésicules développantes qui sont les premiers rudiments d'un organe femelle (gorgones, madrépores, coraux rouges, polypes d'eau douce), ou sur plusieurs parties ou disséminés dans toute la substance (spores des conferves, des fucus, des champignons pulvérulents, etc.)

C'est à ce mode de multiplication qu'il faut rapporter la propagation par *nœuds*, *tubercules*, *oignons* et *bourgeons*, de plantes qui se reproduisent aussi par génération proprement dite.

Tiedemann attribue cette propagation par gemmes à l'*exaltation de l'activité plastique* déterminée par des influences externes favorables (1), comme si l'activité plastique et les influences extérieures étaient quelque chose sans la force vitale à laquelle ce mode de génération est subordonné.

La plupart des animaux et des plantes de structure plus compliquée se propagent par génération au moyen des deux sexes, fournissant chacun sa matière génitale ; l'une, sécrétée par la femelle, est l'*œuf* ou *la graine*, et l'autre la semence (spermatozoïdes ou granules de pollen), dont le contact vivifie la première.

Les organes génitaux sont ou réunis dans le même individu ou séparés.

(1) Tiedemann, *Traité de physiologie*, p. 58.

Engendrer est donc une faculté de la vie en rapport avec les métamorphoses et le maintien de la forme des êtres vivants. C'est pour Tiedemann une propriété des corps organiques. Ils se multiplient parce que, dit-il, dans certaines circonstances, à une époque donnée de la vie, ils sont en état de se reproduire comme leurs ancêtres l'ont été, et l'on remonte ainsi jusqu'au premier être de la race dont le commencement est inconnu.

Les corps inorganiques ne se reproduisent point les uns par les autres; nul cristal ne résulte de la reproduction *fissipare*, *gemmipare* ou *sexuelle*. L'affinité chimique seule leur donne naissance quand les éléments sont réunis en dissolution, dans certaines circonstances déterminées de température et de repos. Là enfin, il n'y a ni *espèces* ni *genres*, et dans le règne inorganique, l'espèce est une chose tout à fait inconnue.

XXII.

Tous les êtres vivants se métamorphosent, et par la rénovation de leur substance parcourent leurs périodes d'accroissement, de maturité sexuelle et de déclin.

Tous les végétaux et animaux, à leur origine dans le rejeton, dans le corpuscule reproducteur, dans la graine et dans l'œuf, paraissent sous une forme simple qu'ils changent graduellement pour une forme plus compliquée par une métamorphose intelligente, prescience de la forme et de la fin de l'être. Ils s'accroissent en manifestant par la diversité de leurs fonctions une activité vitale différente de ce qu'elle était la veille et de ce qu'elle sera le jour suivant. C'est la période d'*accroissement* ou de jeunesse, à laquelle succèdent la *maturité sexuelle*, et l'âge avancé qui se termine par la mort.

Tous les êtres vivants qui accomplissent leur fin passent par ces trois périodes nécessaires, ou subissent cette métamorphose que l'on pourra systématiquement rapporter aux propriétés de quelques corps simples diversement combinés, mais que nous attribuons à la vie.

Naître, se développer, engendrer et mourir, tels sont les effets de cette puissance qui nous appelle un instant à la lumière pour nous plonger dans le néant. Les changements qu'ils accomplissent au sein du corps sont de ceux qu'on ne peut reproduire et qui réalisent à nos yeux l'ingénieuse fiction du *Temps* (*Kronos*, *Saturnus*) *dévorant sa propre substance.*

Les corps inorganiques n'offrent pas de changements que l'on puisse comparer à ceux des périodes de la vie ou des âges. Les cristaux persistent dans leurs formes; qu'ils durent des heures ou des milliers d'années, ils restent les mêmes tant que des matières ayant avec leurs éléments une affinité plus forte, ne sont pas en contact avec eux.

XXIII.

La vie a des manifestations accidentelles d'activité lorsqu'elle lutte pour réparer les troubles fonctionnels dus à la maladie ou à des pertes de substance. Résumé.

Il y a enfin d'autres manifestations d'activité vitale qui ne se montrent qu'accidentellement. Telles sont la réparation des solutions de continuité, c'est-à-dire des plaies ; la régénération des parties enlevées quand la lésion n'est pas trop considérable ; la formation des boutures ; les greffes végétales et animales ; la guérison spontanée des troubles fonctionnels extérieurs, qu'ils soient en rapport ou non avec des lésions organiques : c'est la *nature médicatrice*. J'en parlerai plus loin.

Résumé. — Toutes ces manifestations d'activité vitale, conservation par soi-même des individus et des espèces au milieu d'une métamorphose continuelle de leur substance, appartiennent à tous les corps organiques sans exception. Leur ensemble constitue la *vie*. Comme le fait remarquer Tiedemann (1), « elles sont l'effet de causes qui n'existent point dans les corps inorganiques et qui sont propres aux êtres vivants. » Malheureusement ce physiologiste considère ces causes comme placées

(1) Livre cité, p. 165.

sous la dépendance absolue des qualités de la matière vivante, et il en fait des *forces organiques.*

Ainsi envisagée dans les animaux ou dans les végétaux supérieurs et inférieurs, la vie se montre donc par un ensemble de manifestations et d'actes qui n'appartiennent qu'à elle, et que les uns considèrent comme une propriété de la matière, tandis que d'autres en font le résultat d'une force particulière, dite *force vitale*, spéciale pour chacun des êtres vivants.

De ces phénomènes trois seulement appartiennent à tout ce qui est doué de la vie en acte, sans rapport immédiat avec l'organisation, et, constituent les *attributs de la vie.* Les autres, inhérents à la structure des organes qu'elle s'est créés pour son usage résultent directement de l'organisation et caractérisent ce que nous appelons des *attributs organiques.*

Les trois attributs communs à tout ce qui est doué de la vie sont :

1° L'*impressibilité* ou faculté inconsciente de sentir les impressions extérieures sans aucune participation du système nerveux ;

2° Le *mouvement corpusculaire*, mouvement par soi-même, ou *autocinésie*, c'est-à-dire la faculté qu'ont les éléments de la matière vivante de se mouvoir pour former les espèces et cela en dehors de toute propriété de structure ;

3° La *promorphose* ou facilité de donner aux éléments amorphes une forme déterminée d'avance et conforme au type de l'espèce, de créer et de maintenir la forme des êtres vivants à travers la rénovation continuelle de la matière; c'est *la constitution et la permanence de la forme.*

Parmi les autres manifestations de la vie, variables dans les différentes espèces végétales ou animales d'après la texture, la constitution et l'ensemble des organes formant des propriétés organiques, nous mentionnerons la sensibilité consciente, la contractilité des muscles et des tissus à fibres, la digestion, l'absorption, la circulation, la respiration, les sécrétions et excrétions, la génération, etc.

Leur ensemble atteste une harmonie incontestable, une direction presciente du but à *atteindre*, enfin une activité propre de la matière, d'après les lois d'un plan raisonné. Dans ces effets constants, toujours reproduits au milieu de conditions semblables, éclate un réel rapport de causalité entre les éléments producteurs, une puissance d'action considérable mise en œuvre par leur ensemble, et c'est ce que nous appelons la *force vitale*. Toutes les parties s'agitent en faveur du tout et non pour elles-mêmes, comme dans la matière inorganique. On dirait que la nature donne aux hommes l'exemple du dévouement et de la charité et leur inspire la belle maxime : *Chacun pour tous, et tous pour chacun.* Au lieu de : *Chacun pour soi.*

Ces attributs, communs à tous les corps vivants, ne peuvent être compris l'un sans l'autre. On peut les séparer pour l'étude, afin d'en mieux analyser les actes particuliers, mais après cette recherche il faut les réunir et savoir que ces attributs, quoique distincts, n'en sont pas moins *un* par essence; qu'ils se rattachent à l'unité de la vie dans ce qu'elle a de plus général, ou si l'on veut dans son *incarnation,* c'est-à-dire dans ses rapports avec la matière amorphe, vivifiable et ultérieurement destinée à revêtir les formes de l'organisation.

Dans cette étude on verra qu'à chacun de ces attributs se rapportent plus spécialement différentes manifestations vitales déterminées par la structure des tissus ou des organes et modifiés par elle.

Ainsi, de la *promorphose* résultent : la constitution, le tempérament, l'hérédité physiologique et pathologique, la nature médicative, la spécificité, etc. A l'*impressibilité* se rattachent : la sensibilité, la douleur, l'idiosyncrasie, la sympathie, l'acclimatation, l'immunité, la caloricité, la révulsion, etc. De l'*autocinésie* résultent : la contractilité, la tonicité, les paralysies, les convulsions, etc.

Aucun de ces attributs ne peut être isolé, car tous tendent vers un but commun déterminé par la force principale qui est la vie. Voyons maintenant, par l'analyse de tous les êtres vivants, ce que chacun de ces attributs offre en particulier, et nous étudierons ensuite leur synthèse, c'est-à-dire leur ensemble dans la vie elle-même où ils se confondent. De cette manière le rôle de la force vitale, envisagée comme cause ou comme effet, sera nettement établi, et nous arriverons à dégager de cette analyse les vrais principes de la *nature de l'homme*.

DEUXIÈME PARTIE.

Des attributs de la vie.

Les attributs de la vie sont, comme je viens de le dire, des propriétés de la matière vivante distinctes de celles qui résultent de la structure des tissus. Il y en a trois : l'impressibilité, l'autocinésie et la promorphose.

CHAPITRE PREMIER.

DE L'IMPRESSIBILITÉ.

XXIV.

Définition.

L'*impressibilité* est un attribut de la vie par lequel tous les tissus ont la faculté de ressentir les impressions extérieures, sans conscience de l'acte accompli, et sans participation du système nerveux.

Les parties sentent, parce qu'elles sont vivantes et non parce qu'elles ont une texture spéciale déterminée, car souvent elles n'ont aucune structure appréciable. Leur sensibilité est inconsciente. C'est un phénomène entièrement distinct de la sensibilité ordinaire qui est la propriété organique du système nerveux. Bichat l'appelait *sensibilité organique* ou *insensible ;* mais il est impossible d'allier ensemble ces deux expressions, et je préfère employer celle d'impressibilité qui est en rapport avec le mot d'impression, et meilleur que celui d'impressionabilité qui s'applique à un état particulier du système nerveux.

XXV.

L'impressibilité existe dans les plantes, dans les zoophytes, dans l'ovule, dans la graine, dans les cellules des humeurs.

On constate l'impressibilité dans les plantes et dans les arbres, dans les animaux et dans les végétaux inférieurs, dans les conferves, dans les infusoires, dans les rotifères, dans les zoophytes amorphes qui n'ont pas de système nerveux. Elle existe dans l'ovule et dans la graine, et c'est par son intermédiaire que se font et l'imprégnation et l'assimilation. On en démontre l'existence jusque dans les globules des humeurs et notamment dans les globules rouges et blancs du sang, dans les corpuscules du sperme, dans les cellules de certains sucs végétaux, etc. Les premiers, en courant dans les vaisseaux, se pressent les uns contre les autres, et dans les espaces libres il en est qui passent en s'allongeant comme pour ne pas heurter leurs voisins ; les autres se meuvent sur eux mêmes avec une grande rapidité et différente du mouvement brownien (1). Cette agitation peut être suspendue par les poisons végétaux et notamment par l'opium et l'acide cyanhydrique. C'est là une preuve certaine de leur impressibilité. On la rencontre aussi dans tous les tissus vivants, qu'ils soient ou non pourvus de nerfs, ainsi que dans les organes séparés des cordons nerveux qui, ordinairement, leur donnent la sensibilité ; dans les cartilages, les tendons, le tissu fibreux, les dents, les os, les ongles, etc.

Par elle se font et l'*imprégnation* et l'*assimilation*. En effet, chose curieuse, les actes fondamentaux de la vie, sa création et son entretien sont des phénomènes inconscients. La volonté et la sensation ne sont pour rien dans la fécondation ni dans le mouvement moléculaire de la nutrition interstitielle. Les sensations ne servent qu'à l'entretien de la vie et non à sa création.

La femme *ne sent pas* s'accomplir en elle le merveilleux phénomène de l'imprégnation, et quelques-

(1) *Mouvements browniens*. On désigne ainsi, d'après le botaniste Robert Brown, le mouvement des granulations moléculaires minérales, végétales, tenues en suspension dans un liquide examiné au microscope. Ces mouvements s'observent dans les métaux, dans le charbon et dans les granulations organiques, ils ont lieu sur place, dans une idée restreinte et sans progression. La chaleur les excite et c'est la conséquence d'une action physique analogue à la capillarité qui est aussi une cause de mouvement.

unes, paralysées de la partie inférieure du corps ou paraplégiques, ont pu concevoir et donner la vie à des enfants bien portants. La sensibilité est si peu nécessaire à la propagation des espèces que chez les poissons et chez les mollusques, l'huître par exemple, il suffit de prendre l'ovule et de l'arroser avec la semence du mâle pour faire une fécondation artificielle. Sur la connaissance de ce fait repose la pisciculture. Il en est à peu près de même dans les plantes à sexes séparés dépourvues d'organes de sentiment, où l'ovaire subissant l'impression d'un grain de pollen apporté de loin par le vent, produit des graines fécondes. Ce sont là des faits incontestables d'impressibilité en dehors de la sensibilité.

Il faut en dire autant de la nutrition moléculaire qui d'abord, avant toute organisation, se fait évidemment par la seule force de la faculté inconsciente de sentir accordée à toute matière vivante, et qui, plus tard encore, lorsque l'organisation est développée, s'accomplit de même sans intervention de la sensibilité. Jamais personne n'a senti s'accomplir l'assimilation des aliments dans la trame des tissus, et des substances qui sont vénéneuses pour un animal ne le sont pas pour un autre, ce qui annonce chez eux une manière de sentir toute différente.

XXVI.

L'impressibilité existe dans les parties paralysées.

L'impressibilité existe dans les parties qu'on regarde comme étant atteintes de paralysie complète du mouvement et du sentiment, soit que les cordons nerveux aient été coupés ou détruits par une maladie, soit qu'il y ait lésion de la moelle et du cerveau. Des membres paralysés ressentent encore les impressions extérieures, car ces parties sont susceptibles d'inflammation et de suppuration. Dans l'autoplastie, il y a paralysie du lambeau de peau transporté et greffé sur une partie voisine; mais l'impressibilité lui reste, car *il vit*, et plus tard il retrouve la sensibilité consciente. Un œil amaurotique peut être le siége d'une maladie organique, ce qui n'aurait pas lieu si la sensibilité organique était perdue. Il en est de même des oreilles qui ont perdu la puissance d'entendre les sons. Partout, à côté de la sensibilité spéciale, attribut organique du système nerveux, il y a une autre sorte de sensibilité dont l'individu n'a pas conscience et qui préside à tous les actes de la nutrition et de l'assimilation.

XXVII.

L'impressibilité existe dans l'anesthésie produite par le chloroforme ou les poisons, dans le coma, etc.

L'impressibilité persiste chez les sujets qu'on rend insensibles ou anesthésiques au moyen du chloroforme et de l'éther, dans l'anesthésie par les différents poisons narcotico-âcres, narcotiques, etc. On peut suspendre les propriétés organiques du système nerveux, mais il est impossible de porter atteinte à cette seconde manière de sentir, qui est un attribut de la vie; elle ne cesse que par la mort.

XXVIII.

Elle existe dans les tendons enflammés et dans les dents. Les stimulants et l'exercice ne l'épuisent pas. Elle persiste dans le sommeil.

L'impressibilité qui existe naturellement dans les tendons et dans les dents, s'exalte par la maladie et semble devenir de la douleur. On sait que les tendons privés de sensibilité consciente deviennent plus ou moins douloureux dès qu'ils sont enflammés, et il en est de même des dents malades et qui deviennent très sensibles à l'air frais ou au moindre contact d'un corps dur.

Rien ne l'épuise, pas même les stimulants, tandis

que la sensibilité consciente et l'irritabilité des muscles s'anéantissent par un exercice trop prolongé. La lumière du soleil et des éclairs rend momentanément aveugle : on cesse de voir un objet qu'on fixe avec attention, d'entendre distinctement lorsqu'on reste au milieu d'un trop grand bruit, et au bout d'un certain temps de chatouillement, la douleur qui en résulte cesse ainsi que le spasme, et à la place de la sensibilité consciente il ne reste plus que l'impressibilité.

Je citerai à cette occasion l'histoire bien connue d'un jeune pâtre adonné de très bonne heure à la masturbation, qui, ayant épuisé la sensibilité produite par le contact des doigts, avait été obligé pour satisfaire sa sensualilité d'avoir recours à des stimulants de plus en plus énergiques. Il avait remplacé le frottement de la main par celui d'un bout de bois introduit dans le canal de l'urèthre ; mais bientôt insensible à cette irritation, il en était arrivé à se servir du tranchant de son couteau pour s'entamer le bout de la verge. Il n'avait plus de jouissance qu'au prix d'une effusion de sang, et il y revenait si fréquemment qu'il finit par se diviser la verge en deux parties jusqu'à la racine de l'organe (1).

L'impressibilité ne s'éteint qu'avec la vie, tandis que la sensibilité consciente disparaît momentané-

(1) Richerand, *Physiologie.*

ment par la fatigue, par la maladie, dans les empoisonnements, etc.

Le sommeil n'est qu'un repos de la sensibilité consciente; mais l'impressibilité ne s'endort et ne se repose jamais. Partout présente, elle veille constamment et elle semble avoir pour attribut de protéger l'ensemble de l'être vivant, en lui transmettant les impressions locales ou générales, bonnes ou mauvaises, d'où résultent, d'une part, les mouvements physiologiques nécessaires à la conservation du sujet, et de l'autre, les réactions de l'organisme contre les impressions morbifiques.

XXIX.

Glisson est le premier qui ait parlé de l'impressibilité sous le nom général et vague d'irritabilité. — Haller. — Brown. — Broussais. — Les impressions extérieures ne sont pas des irritants.

Glisson est le premier qui ait parlé de cette inconscience de la sensibilité du sang, des humeurs et des parties vivantes, pour constituer ce qu'il désignait sous le nom d'*irritabilité naturelle*. Il appelait *irritabilité sensitive* la propriété des tissus de percevoir les impressions par les nerfs avec sensation réelle, et le nom d'*irritabilité volontaire* était réservé à celle qui mettait les muscles en mouvement par appétit ou volonté de l'animal au moyen d'une stimulation exercée de l'intérieur.

Les idées si justes de Glisson tombèrent dans l'oubli malgré les efforts de Gorter et de F. Winter pour les propager. Haller, en se servant du mot *irritabilité*, détourné de son premier sens, pour désigner la contractilité musculaire, acheva de noyer les travaux de Glisson sur l'irritabilité, qui ne reparut que plus tard sous les noms d'*incitabilité*, d'*excitabilité*, etc. Mais la restauration de cette idée ne fut pas complète et ne put réunir l'assentiment général. On protesta avec raison contre les mots d'irritabilité, d'incitabilité, d'excitabilité, qui supposent toujours des irritants et des excitants qu'on ne trouve pas toujours dans l'exercice des fonctions.

Le chyle qui refait du sang, et le sang qui répare les tissus formant ici de l'os avec le périoste; là, des muscles; ailleurs, des glandes, etc., sur les régions où doivent être ces tissus, *ne sont pas des irritants*. Une douce lumière n'est pas plus un irritant de l'œil que du lait tiède et un verre d'eau ne sont des excitants de l'estomac, l'air un irritant des poumons, ou l'huile un irritant de la peau. Ces corps et beaucoup d'autres font impression sur les tissus, et les tissus réagissent contre eux d'après la nature de leurs propriétés vitales et organiques.

Ce sont des impressions extérieures subies avec ou sans conscience de leur action : inconscientes, elles rentrent dans le domaine de l'impressibilité; conscientes, au contraire, ce sont des sensations et elles relèvent de la sensibilité ordinaire, c'est-à-dire du système nerveux. M. Lélut l'a dit avec infiniment de raison : « Il n'y a pas de sensibilité là où il n'y a pas conscience (1). »

XXX.

L'impressibilité varie selon la nature des corps qui la mettent en jeu : air, lumière, pesanteur, électricité, climats, agents chimiques, poisons, etc. Des constitutions saisonnières ou médicales. De l'acclimatation.

L'impressibilité est toujours en rapport avec la nature des causes qui la mettent en jeu et qui en révèlent l'existence. Chaque objet du monde extérieur exerce une action variable sur les tissus et sur les organes. Il en résulte que les agents physiques, tels que l'air, la lumière, la pesanteur, l'électricité, etc., les aliments et les substances chimiques ou vénéneuses, les agents vulnérants, provoquent au sein des différents végétaux ou animaux vivants des réactions particulières, spéciales pour chacun des êtres où elles se produisent.

Dans le même être l'impressibilité varie beaucoup selon la contrée où il habite ordinairement, selon les climats et même selon les saisons. On sait que les plantes éloignées du sol natal acquièrent une impressibilité différente; qu'elles perdent quelque-

(1) *Physiologie de la pensée*, t. II, p. 91.

fois une partie de leur taille et qu'il est très difficile de les élever. Il en est de même de beaucoup d'animaux qui ne peuvent émigrer sans périr ou dont la fécondité est arrêtée au point de suspendre chez eux la perpétuité de l'espèce. A ce fait se rattache la question importante des *constitutions médicales* ou *saisonnières* dans leurs rapports avec la production des maladies, et tout ce qui a trait à l'*acclimatation* et à la *caloricité* des animaux ou des plantes.

1° *De la caloricité.*

La caloricité est moindre chez les enfants nouveau-nés que chez l'adulte et chez les malades. Elle est moindre en été qu'en hiver et les animaux des pays chauds venant dans les pays froids sont beaucoup plus accessibles au froid et y résistent infiniment moins que les autres. Il leur faut deux ou trois hivers pour s'y habituer ; cela entraîne tous les accidents de la température froide. De même pour les gens des pays froids, qui dans les climats chauds ont un excès de chaleur nuisible.

Est-ce là une propriété de la matière ou une qualité de la vie? Il n'y a aucun phénomène analogue dans les corps inorganiques, et le cristal de roche n'a besoin d'aucun espace de temps pour s'habituer aux effets du transport des régions boréales aux contrées chaudes qui avoisinent l'équateur.

2° *Des constitutions saisonnières.*

Chaque saison agit sur l'homme d'une façon différente, et, tandis qu'un certain nombre d'individus subissent la transition sans inconvénient, il y en a, au contraire, dont l'organisation est modifiée par cette influence extérieure au point de perdre l'usage régulier des fonctions. En vertu de leur impressibilité ils réagissent contre l'impression morbifique, et tous présentent des maladies à peu près semblables, de même nature, avec des caractères analogues et susceptibles d'être traitées par des remèdes identiques. Ce sont les maladies de saison produites par la constitution médicale.

Sous ce rapport Hippocrate distingue dans l'année la partie *hivernale* et la partie *estivale* (1). C'est lui qui a dit : « L'arrivée de l'hiver guérit les maladies de l'été, et l'été change les maladies de l'hiver. »

Pour lui chaque saison agit sur l'organisme de façon à engendrer la prédominance d'une des quatre humeurs et à donner une physionomie particulière aux maladies qui résultent de cette influence. Dans la saison froide dominent les sucs blancs, le phlegme ou la pituite, donnant lieu aux affections des membranes muqueuses et au flux muqueux, sans beaucoup de réaction, de manière à ne pas

(1) Hippocrate, *OEuvres*, trad. Littré, t. III, p. 101. *Epidémies*, livre III, 3e section.

exiger de saignées. Il y a beaucoup de coryzas, d'angines et de bronchites capillaires, plus que de pneumonies ; plus de diarrhées indolentes que de dysenteries. C'est ce que nous appelons aujourd'hui des affections catarrhales.

Au printemps les maladies changent de nature, on voit alors se manifester une sorte d'état pléthorique, une disposition aux hémorrhagies nasales, des fièvres éphémères suivies ou non d'hémorrhagies et guéries par la saignée, enfin des pneumonies beaucoup plus communément que des affections catarrhales.

En été, le foie, ainsi qu'il arrive dans les pays chauds, subit l'influence de la chaleur et sécrète plus de bile qu'en hiver, d'où la prédominance des maladies bilieuses.

Enfin l'automne arrive, et avec le retour de l'humidité froide la manifestation des maladies catarrhales sur les muqueuses comme en hiver.

A part la théorie et le langage d'Hippocrate, qui ont changé, les faits sont vrais et, pour être moins caractérisés sous notre ciel que dans le climat de la Grèce, ils n'en sont pas moins appréciables pour tous les bons observateurs. Tous les êtres vivants sont, à leur insu, profondément modifiés par ces changements de saison, et leurs organes plus ou moins vivement impressionnés peuvent en souffrir au point d'engendrer la maladie.

3° *De l'acclimatation.*

L'impressibilité des tissus et des principaux organes est à ce point modifiée par les climats qu'elle diffère notablement dans les êtres vivants au pôle ou près de l'équateur. Le changement de climat la modifie également, mais à un moindre degré. Alors elle ne s'exerce plus de la même façon, et il en résulte des variations plus ou moins caractérisées des fonctions ou de leur ensemble, sans que pour cela il y ait maladie. Ces modifications s'observent dans l'état normal, sous le triple rapport de la conformation, de l'intelligence ou du moral, et dans l'état morbide par des troubles fonctionnels spéciaux, pour chaque climat.

Les hommes, les animaux et les plantes subissent d'une façon analogue les influences climatériques. Chaque contrée a sa végétation et ses animaux, qu'il est souvent impossible d'acclimater ailleurs, ou qu'on ne peut naturaliser sur un nouveau sol, sans qu'il en résulte une modification de leur taille, de leur fécondité, de leurs principes actifs, vénéneux ou autres, de leurs qualités morales, de leurs instincts, etc., etc.

Ainsi, dans les plantes, le *réséda odorant*, annuel dans notre pays tempéré, est vivace dans les pays chauds, et l'on voit ailleurs des végétaux vivaces qui, étant transportés loin de leur climat, deviennent annuels. Le ricin, d'une si haute taille dans les contrées intertropicales, est beaucoup plus petit chez nous. Toutes nos plantes de serre qui fructifient là où elles se développent habituellement sont stériles chez nous, malgré les soins dont on les entoure; enfin les fruits si sucrés du midi, tels que le raisin, la grenade, l'orange, etc., deviennent aigres et détestables dans le nord.

Des faits analogues existent chez les animaux. Le cheval, originaire de l'Asie, petit, sobre et dur à la fatigue, devient avide, gros et grand, à mesure qu'on s'élève vers le nord. Il en est de même du chien, de l'âne et du bœuf, dont la taille devient de plus en plus grande à mesure qu'on approche du pôle. Le chien a de longs poils et les oreilles pendantes vers le nord; il a, au contraire, du duvet et les oreilles dressées dès qu'on approche de l'équateur, etc.

Les climats agissent de même chez l'homme. L'air, l'eau, la terre, la température, l'alimentation, agissent sur son impressibilité d'une façon opposée dans les différents pays, et son organisation réagissant à son insu contre ces influences climatériques, produit au nord et au midi différentes races que distinguent la constitution physique et morale, le tempérament et même des maladies qu'on y observe, c'est pour lui une seconde nature qu'il lui est presque impossible de vaincre, car sa transplantation dans un autre climat que le sien est extrêmement difficile.

Il est bien évident, à l'égard de l'influence des climats, que l'homme ne se distingue pas de ce qui l'entoure, et soit qu'il descende du nord au sud, soit qu'il émigre du sud vers le nord pour s'y fixer définitivement, il court de très nombreuses chances de destruction. Quelques médecins pensent qu'il ne peut s'acclimater dans les pays essentiellement différents du sien, et que son organisation ne saurait résister aux impressions extérieures d'un nouveau climat. C'est peut-être là une exagération ; car, sans contester le nombre des victimes produites par l'émigration sous l'influence exclusive du climat, il y a de nombreux exemples de familles qui ont pu se perpétuer et s'acclimater dans des pays réputés fort dangereux.

M. Boudin, qui ne croit pas beaucoup à l'acclimatation des Européens dans les pays intertropicaux, soutient que, chez eux, la proportion des décès chez l'adulte, et surtout chez les enfants, est infiniment plus forte que dans la mère patrie. Qu'il s'agisse du soldat ou de la population civile, le résultat est le même : ainsi, de 1837 à 1846, la mortalité a été, dans l'armée de l'Algérie, quatre fois plus forte que pour les troupes restées en France, et la population civile a donné une proportion de décès presque semblable (1). Le même auteur ajoute qu'aucun peuple issu des pays tempérés et venant

(1) Boudin, *Traité de géographie et de statistique médicales*, Paris, 1857, t. II, page 153.

conquérir un pays chaud pour s'y établir, n'a pu s'y fixer d'une façon définitive, y prospérer et y remplacer complétement les peuples indigènes.

A côté de ces faits, qui n'ont peut-être pas toute la signification qu'on leur donne, car ils sont relatifs à des soldats ou à des émigrants aventureux qui, négligeant toutes les précautions nécessaires de vêtement et de nourriture, ont aidé à l'influence délétère du climat par leur intempérance. Il y en a d'autres qui prouvent que la mortalité des officiers est moindre que celle des soldats en raison même d'une meilleure hygiène, et on sait que des familles riches ont pu se fixer dans des pays où il est très difficile de s'acclimater.

Quoi qu'il en soit, les maladies sont très différentes chez l'homme du Nord venu dans les pays chauds, de ce qu'elles sont chez l'homme des pays chauds installé dans les contrées boréales.

A mesure qu'on descend vers l'équateur, les organes, différemment impressionnés par l'influence climatérique, voient leurs fonctions se modifier sans que, pour cela, ils aient changé de texture. Il se fait une exhalation pulmonaire et cutanée considérable, qui amène le ralentissement de l'activité respiratoire, la production d'une moindre quantité d'acide carbonique et la diminution de la chaleur animale. Le carbone, qui devrait être brûlé dans les poumons ne l'étant plus qu'en petite partie s'élimine par le foie, dont les fonctions sont très augmentées, et il en résulte une pléthore bilieuse qui donne aux maladies un caractère bilieux particulier. Les fonctions digestives sont languissantes; le sang pauvre et peu coloré; la puberté précoce et la sécrétion spermatique considérable; la sécrétion urinaire diminuée; les forces musculaires extrêmement amoindries, et on constate une nonchalance en rapport avec cette disposition. Peu d'énergie morale et de courage; tendance à la rêverie et à la contemplation; mollesse du corps et de l'esprit; tels sont, en abrégé, les caractères de l'habitant des pays chauds. Des prédispositions morbifiques spéciales correspondent à cette constitution naturelle: ainsi, dans la zone intertropicale du globe, règnent les maladies du foie les plus graves (hépatite, abcès, etc.); certaines maladies de la peau (lichen, lèpre, pian, éléphantiasis, etc.), les hémorrhoïdes, la dysenterie, la fièvre jaune, l'épistaxis, les pertes utérines, le choléra, les fièvres intermittentes simples et pernicieuses, le tétanos, les convulsions, l'extase, etc., avec des caractères qu'on ne retrouve pas ailleurs.

Au contraire, chez l'homme du Nord, les organes fonctionnent d'une façon toute différente. La peau est endormie, et l'exhalation cutanée est presque nulle : le foie se repose et la sécrétion de la bile est peu abondante; la puberté est tardive et la sécrétion du sperme est peu considérable. Chez lui, la sécrétion des urines est abondante ; la digestion est active ; le sang très rouge ; la chaleur animale intense ; les forces musculaires très énergiques ; et ce sont les fonctions respiratoires qui prennent ici une très grande activité, sans doute pour aider à la combustion du carbone nécessaire à l'entretien de la chaleur animale. Sous le double rapport de l'intelligence et du moral, la différence n'est pas moins grande, car l'activité d'esprit et l'énergie dans les entreprises, la force et le courage, la persévérance et la vivacité de la pensée sont, en général, l'apanage des hommes du Nord. Chez eux aussi, il y a une prédisposition particulière au développement de certaines maladies. On y rencontre les ophthalmies, les scrofules, le rachitisme, les affections catarrhales des muqueuses, les inflammations du poumon et de la plèvre, la phthisie pulmonaire, etc. Ce sont aussi les maladies qui frappent sur tous ceux qui, des pays intertropicaux, viennent se fixer dans les contrées boréales.

Sans insister davantage, il est évident que la sensibilité inconsciente des organes vivants est très différemment impressionnée par les influences extérieures qui entourent l'homme, et que, selon les saisons et les climats, elle varie au point de produire des maladies toutes particulières ou ayant seulement quelques caractères spéciaux en rapport avec l'influence saisonnière et climatérique.

XXXI.

L'impressibilité varie selon les époques de la vie, d'où l'opportunité des âges aux maladies.

Chacun sait que l'impressibilité de la matière vivante des tissus et des organes qui constituent l'ensemble de l'être varie avec l'âge, et sans pouvoir dire quelle est la nature des troubles qu'elle subit, on juge de leur existence par les effets qui en résultent. C'est à ces différences d'impressibilité qu'il faut rapporter l'*opportunité aux maladies* (1) ; c'est-à-dire dans le même climat et dans la même localité, la fréquence relative d'une maladie dans l'enfance, dans l'âge adulte ou dans la vieillesse, et secondement, l'existence presque exclusive des maladies à un âge déterminé.

De l'influence des âges sur l'apparition des maladies.

Les maladies sont le résultat de la réaction de l'organisme contre les impressions morbifiques, conscientes ou inconscientes. De quelque nature qu'elles soient, *ce sont des impressions transformées* (2). Leur apparition, leur développement et

(1) Gendrin, *De l'opportunité aux maladies*, thèse, 1838.

(2) Bouchut, *Nouveaux éléments de pathologie générale*. Paris, 1857, p. 8.

leurs caractères dépendent évidemment de la manière de sentir et de réagir propre à chaque personne, c'est-à-dire de l'*impressibilité*. Ainsi s'explique la manifestation exclusive ou seulement plus répétée des maladies, selon les âges; car si, aux différentes époques de la vie, l'impressibilité des tissus était la même, leur réaction contre les influences extérieures serait semblable, et semblables aussi seraient les maladies : or il n'en est rien.

Chez les enfants nouveau-nés existent l'asphyxie, l'ictère, le sclérème, la desquamation épidermique, l'hydrocéphale, l'hydrorachis, l'apoplexie méningée, les entéro-hémorrhagies, la diarrhée catarrhale, les vomissements, le muguet, la pneumonie lobulaire, qu'on n'observe pas avec cette fréquence ni avec les mêmes caractères dans un âge plus avancé.

Dans la seconde enfance, ce sont l'entéro-colite, le carreau, la pneumonie lobulaire, le croup, la stomatite ulcéreuse, la gangrène de la bouche, l'incontinence d'urine, la coqueluche, l'éclampsie, le spasme de la glotte, la chorée, la méningite granuleuse, les fièvres éruptives, le rachitisme, la scrofule, etc., et parmi elles il y en a, comme la gangrène de la bouche et le spasme de la glotte, qui sont particulières au premier âge. Alors les sympathies organiques sont très vives et la réaction fébrile dans les maladies aiguës très énergique, souvent hors de proportion avec la nature et l'étendue des lésions somatiques.

Dans l'âge adulte, lorsque l'homme a acquis tout son développement, l'impressibilité des organes est différente de ce qu'elle est dans la jeunesse et de ce qu'elle sera chez le vieillard. Aussi les maladies ne sont-elles plus, pour la force et pour la fréquence, ce qu'elles étaient dans le premier âge. La réaction fébrile est en rapport avec la cause morbifique, et l'on voit les symptômes assez régulièrement en rapport avec la lésion des organes. C'est alors qu'on voit les hémorrhoïdes, inconnues dans l'enfance, les nosorganies cancéreuses, épithéliales, chondroïdes, la goutte, la chlorose, le rhumatisme, les hématuries, la pneumonie franche dite fibrineuse, etc.

Chez les vieillards, enfin, les sympathies des organes entre eux s'affaiblissent, et la fièvre est quelquefois nulle dans le cours de leurs maladies aiguës les plus graves. Ils sont sujets aux hémorrhagies intestinales passives, à l'hémorrhagie cérébrale, à la lienterie, à l'œdème des pieds, à la bronchorrhée, à l'asthme et à l'emphysème pulmonaire, aux maladies du cœur, aux gangrènes spontanées des jambes, au catarrhe de la vessie, aux maladies de la prostate, etc.

Ce que l'impressibilité si variable des organes selon les âges peut faire pour l'apparition des maladies, elle le fait aussi pour l'immunité. Ainsi, la fièvre typhoïde épargne les nouveau-nés et les vieillards. La rougeole, la scarlatine, les convulsions, la coqueluche, la gangrène de la bouche, etc , ne se rencontrent jamais dans la vieillesse, et l'on pourrait en dire autant d'un grand nombre de maladies (1).

C'est à la même diversité dans la manière de sentir et de réagir qu'il faut rapporter l'éclosion rapide ou tardive des maladies héréditaires (phthisie, cancer, folie, goutte, épilepsie, etc.) ; la forme différente d'une même maladie (pneumonie, laryngite, etc.) chez l'enfant et chez l'adulte ; la mortalité plus grande de l'enfance, et même la mortalité des garçons, qui se trouve être plus forte que celle des filles.

XXXII.

L'impressibilité n'est pas la même dans les différentes parties du corps. Elle varie suivant les êtres d'après l'état des forces, et dans les parties d'après leur structure. Elle met quelquefois en jeu celle des autres tissus, d'où les sympathies et les actions réflexes. — Hippocrate, Galien, Kant, Richerand.

L'observation démontre que l'impressibilité varie dans les différentes parties du corps et suivant les êtres où on l'étudie, d'après le degré et l'état des forces du sujet. Le contact d'un corps dur sur un

(1) E. Bouchut, *Pathol. générale*, p. 31 : *Influence de l'âge sur la prédisposition aux différentes maladies.*

arbre, sur une méduse, sur les cornes d'un limaçon, ne produit pas les mêmes effets. Un nerf, un muscle, une glande électrisés donnent ici de la douleur, ailleurs du mouvement, et là enfin un produit de sécrétion.

Chez l'homme, un tendon, un os, un muscle, une muqueuse ou une séreuse, mis à nu au simple contact de l'air ou irrités par un agent caustique, donnent lieu à des phénomènes de réaction très différents. Il ne se produit rien dans un cas, tandis que dans l'autre il peut se développer une maladie mortelle, ce qui arrive quand il s'agit d'une séreuse comme le péritoine.

Il faut donc, pour bien connaître l'impressibilité, étudier les impressions extérieures dans leurs rapports avec la constitution particulière des tissus, avec leurs forces et l'état de vie où elles ont lieu. On arrive ainsi à savoir que leur effet est toujours relatif et dépend de l'état des forces organiques.

Un bain froid fait rougir la peau, la rend livide, fait pâlir les mains, ou produit la chair de poule, suivant les personnes ; et il est évident qu'il n'agit pas de même chez tout le monde, comme on le peut voir l'été dans une école de natation. L'accoutumance même change cette manière de sentir.

La chaleur, qui d'abord fait rougir les téguments, les fait ensuite pâlir d'une façon permanente. C'est ce qu'on peut constater chez tous les individus qui, par leur profession, restent devant un feu ardent, chez les chauffeurs du Creuzot, les fondeurs, etc.

L'électricité fait pâlir, puis rougir la peau.

Chaque tissu, chaque organe a ses principes spéciaux d'impressibilité. L'estomac, les glandes, les yeux, les oreilles, le cerveau, les muscles, etc., sont impressionnés par des agents de nature différente : les aliments, le sang, la lumière, le son, la pensée, l'influx nerveux, etc.

L'impressibilité d'une partie met souvent en jeu celle d'un autre tissu qui n'a avec lui aucune communication nerveuse ; de là les *sympathies*, la *fièvre* et les *actions réflexes*. En effet, si, par la promorphose, la vie imprime à la matière des formes spéciales et crée avec les éléments cette immense diversité d'associations d'organes et de tissus hétérogènes, elle réunit aussi toutes les parties par les liens d'une étroite causalité, et elle les place sous la dépendance les unes des autres, par suite d'une impressibilité réciproque. L'homme n'est pas un assemblage incohérent de tissus et d'organes de structure différente. C'est en quelque sorte une fédération organique, dont chaque partie tient à toutes les autres, et où toutes ensemble dépendantes d'un seul principe, conspirent à une commune fin : « *confluence unique, conspiration unique, tout en sympathie* (1). »

(1) Hippocrate, *OEuvres*, trad. Littré, *De l'aliment.*, § 23, t. IX, p. 107.

La même pensée a été rendue par Galien dans ces termes : « Il y a dans la vie une force générale qui tient sous sa dépendance toutes les autres forces qui président au *consensus*, à l'harmonie de toutes les parties de l'organisme entre elles. De cette force émanent les forces particulières qui prennent différents noms, suivant la différence de leurs actes. » Une étroite solidarité tient toutes les parties dans une dépendance réciproque. Dès leur origine, elles se développent sous l'influence les unes des autres, et les premiers organes constitués sont la cause de ceux qui viennent un peu plus tard. Ainsi, la radicule sortant de la graine produit l'accroissement de la tige, qui joue ensuite le même rôle à l'égard des feuilles et des fleurs. Ainsi, dans les embryons des animaux plus compliqués, le système nerveux et l'appareil sanguin, premiers formés, aident à la formation de toutes les autres parties, et créent de nouvelles forces ou propriétés véritablement organiques en rapport avec la structure de ces parties nouvelles, mais toujours dépendantes de la force harmonique d'ensemble qui conduit la matière à sa fin. Chaque effet devient cause à son tour, et « la force organique du tout, qui est la condition » d'existence des parties, possède aussi la faculté » de produire avec la matière organique les organes » nécessaires à l'ensemble » (1)

(1) Müller, *Manuel de physiologie.*

Dans les minéraux, au contraire, chaque partie est indépendante de la masse, à laquelle elle n'est unie que par *affinité chimique*, et elle n'a pas plus d'action sur le volume du corps que sur les autres molécules constituantes. Toutes portent en elles-mêmes leur raison d'être, tandis que, dans les animaux, la raison de chacune est contenue dans le tout vivant. Comment ne pas voir, dans ces faits, le mouvement de la matière organisé par l'intelligence et l'unité de l'être dominant la multiplicité des parties? Cette dépendance des parties est un des caractères principaux de l'être vivant; elles se comportent les unes à l'égard des autres comme cause et comme effet : comme cause, à l'égard de la formation des parties premières, et comme effet, ces parties premières devenant cause à leur tour, ou, selon Kant, comme *moyen* et *but*. Parfaitement disposées en faveur de l'agrégat pour lequel elles existent, leur ensemble atteste une activité créatrice soumise aux lois d'un plan raisonné; elles ne peuvent être partagées que par portions minimes, si ce n'est dans quelques animaux et plantes inférieures, et comme l'a dit Kant, la cause du mode d'existence des parties d'un corps vivant est contenue dans le tout, tandis que, dans les masses mortes, chaque partie la porte en elle-même. C'est ce que Richerand a exprimé en ces termes : « Toutes les parties d'un corps vivant, soit végétal,

» soit animal, tendent et concourent à un but com-
» mun, la conservation de l'individu et de l'espèce;
» chacun de leurs organes, quoique doué d'une
» action particulière, agit pour remplir cet objet,
» et de cette série d'actions concurrentes et harmo-
» niques résulte la vie générale ou la vie propre-
» ment dite. Au contraire, chaque partie d'une
» masse brute ou inorganique est indépendante des
» autres parties, auxquelles elle n'est unie que par
» la force ou l'affinité d'agrégation; lorsqu'elle est
» séparée, elle existe avec toutes ses propriétés ca-
» ractéristiques et ne diffère que par son volume de
» la masse à laquelle elle a cessé d'appartenir. »

Il en résulte que chaque partie de l'être vivant a un mode de sentir en rapport avec le mode de sentir des parties éloignées, et que si l'une souffre, les autres s'en ressentent en totalité ou quelquefois en partie. L'action partielle et bornée des tissus les uns sur les autres constitue la *sympathie* et caractérise ce qu'on appelle l'*action réflexe*. Comme on le voit, l'unité de l'être plane au-dessus de la multiplicité des parties et la domine.

Des sympathies.

Je viens de constater l'influence physiologique que les éléments de l'être vivant exercent les uns sur les autres pour établir entre eux la solidarité nécessaire à l'entretien et à la conservation de la vie. Ce n'est pas assez. Au point de vue moral et médical, les sympathies jouent un rôle si important chez l'homme, qu'il me paraît nécessaire de mieux déterminer les phénomènes qu'il convient de rattacher à cette mystérieuse influence.

La *sympathie* est l'action physiologique morbide que les individus ou leurs organes exercent les uns sur les autres; elle s'exerce d'un individu à un autre sous le double rapport du physique et du moral. Ainsi, sans parler des entraînements d'amitié ou de répulsion qui naissent de la conformité et de la différence des goûts, des actes intellectuels (bons ou mauvais, peu importe), qui se reproduisent d'une personne à une ou plusieurs autres, et que l'on rapporte à l'imitation, à la contagion et à la compassion, il faut savoir qu'il y a des phénomènes physiques qui résultent de la même influence. Celui qui bâille fait bâiller ceux qui le regardent. Il y a des gens qui ne peuvent voir vomir sans vomir; quelques femmes ne peuvent assister à un accouchement sans avoir des contractions utérines en même temps que la femme qui accouche; quelques étudiants ne peuvent observer un cœur malade sans avoir pendant quelques jours des palpitations incommodes : et c'est ainsi que se propagent la chorée, l'épilepsie, les convulsions, le suicide, la folie, et la plupart des névroses mentales et convulsives (1). Ce sont là des phénomènes de sympathie morale ou de compassion.

Les sympathies qui s'exercent d'organe à organe dans le même individu, sans que le jeu naturel des fonctions y soit pour rien, sont surtout celles qu'on étudie en médecine, et elles relèvent directement de la faculté inconsciente de sentir inhérente à tout ce qui vit. On ne peut les comprendre si l'on fait abstraction de l'impressibilité des tissus, car il est bien évident que la structure des organes n'y est pour rien.

Elles ont lieu dans l'état de santé et de maladie, d'où des sympathies physiologiques et des sympathies morbides. Les unes expliquent et justifient les autres. Elles ne sont pas constantes (ainsi les vomissements sympathiques si fréquemment occasionnés par l'état de grossesse peuvent ne pas avoir lieu). Elles sont passagères; mais il leur arrive quelquefois de survivre à leur cause première, comme on le voit pour la folie et pour la paralysie nées d'une maladie aiguë, lorsqu'elles deviennent permanentes. Elles ne sont pas toujours réciproques. Enfin elles s'observent surtout dans l'enfance et chez les femmes, tandis qu'elles sont plus rares chez les vieillards, fait important qui prouve leur rapport avec l'impressibilité et en font un phénomène vital par excellence. On sait en effet que, chez les vieil-

(1) E. Bouchut, *De la contagion des névroses* (*Union médicale*, 1862).

lards, des phlegmasies très intenses peuvent se produire sans occasionner de fièvre.

Chez l'homme, les sympathies ont lieu : 1° à distance dans le même tissu ; 2° entre les tissus de structure différente ; 3° d'organe entier à organe entier.

1° Dans les tissus semblables, des sympathies se montrent dans les *muqueuses*. Ainsi, une gastrite aiguë fait rougir la pointe de la langue. L'irritation de l'estomac par des vers produit l'irritation de la muqueuse du larynx et une toux sèche spéciale, etc. Il y a sympathie de *séreuse à séreuse* dans l'arthrite, donnant lieu à une pleurésie, à une méningite ou à une péricardite.

Os. — La carie d'une dent d'un côté entraîne toujours la carie de la même dent du côté opposé.

Pupille. — La dilatation d'une pupille entraîne la dilatation de l'autre.

Cristallin. — L'opacité spontanée du cristallin n'existe jamais sur un seul œil ; un peu plus tard elle se produit toujours sur l'autre.

Vaisseaux sanguins. — Une déchirure vasculaire produisant une hémorrhagie interne amène toujours la contraction des capillaires superficiels, avec formation de ce qu'on appelle la *chair de poule*, etc.

2° Entre les tissus de nature différente, les sympathies sont infiniment plus nombreuses. Je n'en citerai qu'un petit nombre.

Peau et muqueuses. — Le froid de la peau occasionne souvent des angines, des entérites, des bronchites ou des pneumonies; il arrête les hémorrhagies internes ayant lieu sur une membrane muqueuse. De grandes brûlures produisent l'entérite, la pneumonie et la néphrite albumineuse. Le prurit nasal et la contraction du diaphragme et des muscles du ventre provoquent l'éternument. Il en est de même dans le vomissement par indigestion dû à la réplétion de l'estomac par les aliments, etc.

Peau et séreuses. — On sait que les hydropisies des grandes cavités séreuses amènent la sécheresse de la peau en supprimant toute écrétion cutanée, et réciproquement il arrive quelquefois qu'on guérit une hydropisie en provoquant une transpiration abondante. Le froid de la peau amène souvent la pleurésie.

Séreuses et muqueuses. — Les inflammations de l'urèthre sont souvent suivies d'arthrite dite *blennorrhagique*.

En étudiant les sympathies, non plus d'un tissu sur un autre, mais d'organe à organe, on trouve encore là un grand nombre d'exemples qui établissent la solidarité de toutes les parties de l'être vivant et l'action qu'elles exercent les unes sur les autres.

Toutes les maladies aiguës agissent sur le cœur et sur le pouls, dont elles précipitent les mouvements qui caractérisent la *fièvre*. Les maladies aiguës du cerveau et des méninges troublent les fonctions de l'estomac, et occasionnent des vomissements et de la constipation ; réciproquement, les maladies chroniques de l'estomac amènent l'hypochondrie, la nosomanie, et quelquefois le suicide, c'est-à-dire des maladies du cerveau. La perte d'un œil entraîne quelquefois celle de l'autre ; si bien qu'un borgne qui voit son bon œil s'affaiblir suit le conseil de Toinette dans le *Malade imaginaire* : il se fait crever le mauvais œil pour y voir plus clair de l'autre. Cela réussit assez souvent (1). La phlegmasie des gencives causée par la dentition produit souvent la diarrhée ; les maladies de matrice agissent sur la mamelle, qui se gonfle, et devient douloureuse ; sur l'estomac, qui digère mal et souvent rejette tous les aliments ; la parotide enflammée produit souvent l'inflammation du testicule ; une plaie produit le tétanos ; l'apparition des règles ou l'allaitement engendre quelquefois la manie aiguë ; la variole, la rougeole, la fièvre typhoïde, la scarlatine, la pneumonie, etc., à leur début, occasionnent souvent des troubles sympathiques variés du système nerveux : ici le frisson, le tremblement, la

(1) *Union médicale*, 1857, p. 576.

syncope, des convulsions, du délire, un vomissement, la chair de poule, etc., etc.

Toute la médecine et une partie de la thérapeutique reposent sur la connaissance approfondie des phénomènes sympathiques observés dans l'état de santé et dans l'état de maladie. Comment faire un diagnostic précis, si, par erreur, on prend les phénomènes nerveux qui signalent l'apparition prochaine de certaines phlegmasies viscérales pour l'invasion d'une maladie du cerveau ; si l'on considère comme une maladie d'estomac les vomissements sympathiques d'une méningite aiguë, d'une affection de matrice ou d'une grossesse ; si l'on prend pour de la phthisie une toux nerveuse sympathique d'une affection vermineuse ou utérine, etc., etc. ? Au temps où l'on rapportait tous les troubles de fonctions à des lésions de l'organe correspondant, un grand nombre de désordres purement fonctionnels et sympathiques ont été considérés comme des maladies particulières exigeant une médication spéciale. Alors on niait l'existence des sympathies, et l'on traitait même assez sévèrement ceux qui admettaient l'influence mystérieuse de la sensibilité inconsciente des organes les uns sur les autres. Ce temps est passé, et l'observation, que n'obscurcit plus l'esprit de système, a repris ses droits. Les sympathies existent sans qu'on puisse se rendre compte de la manière dont elles se produisent. Incontestables dans l'état physiologique, elles sont encore plus évidentes dans l'état morbide, et alors, si ce sont quelquefois des complications fâcheuses d'une maladie existante, comme la parotide dans les fièvres, ailleurs elles constituent les premiers symptômes qui indiquent la nature d'un mal à peine éclos. Exemples : les vomissements et la constipation signalent presque toujours le début de la méningite; les vomissements et les douleurs de rein, celui de la variole; le frisson, celui de la pneumonie ; l'amaurose annonce quelquefois l'albuminurie, etc. Sur les manifestations des sympathies enfin repose une partie de la thérapeutique, car une médication n'est souvent qu'une maladie artificielle provoquée par le médecin dans un organe pour en débarrasser un autre. Le fameux axiome d'Hippocrate : « De deux maladies développées au même moment sur des organes éloignés, la plus forte guérit l'autre », sera toujours vrai, et c'est sur ce principe qu'est fondée la méthode curative de la *révulsion*. On fait vomir pour dissiper une migraine, on apaise le cœur par la vératrine pour guérir le rhumatisme, on met de larges vésicatoires aux jambes pour débarrasser des poumons engorgés, on fait de l'hydrothérapie pour dégorger le foie ou la rate hypertrophiés, on met des sétons à la nuque pour sauver un œil gravement compromis, on électrise des muscles paralysés, on purge violemment pour guérir l'hydropisie ou les maladies de la peau, etc. Ces exemples, dont il est inutile d'augmenter le nombre, suffisent pour établir qu'un organe malade peut être débarrassé par la maladie artificielle qu'on fait naître sur un autre organe ayant avec lui d'étroites sympathies. C'est là un des plus remarquables phénomènes produits par l'impressibilité.

XXXIII.

Par l'impressibilité la vie lutte contre les effets de la pesanteur.

C'est en raison de cet attribut d'impressibilité que la vie lutte contre les effets de la pesanteur dans le mouvement des molécules nutritives déterminé par la circulation du sang à travers les capillaires hors de la portée du cœur. C'est contre l'action de la pesanteur que s'exécute dans les capillaires la circulation artérielle vers la tête : ainsi, la tête en bas fait rougir la peau du visage (1). Il en est de même dans la circulation artérielle vers les pieds, là où l'influence de la pesanteur s'ajoute à l'impulsion du cœur. Qui a été retenu longtemps au lit, a les jambes rouges, gonflées, chaudes, la tête pâle jusqu'à la syncope, quand il se lève ; la pesanteur a donc une action sur le cours du sang artériel, et il faut que la tonicité (force vitale) lutte contre cette action et la régularise. C'est ce qui arrive en quelques

(1) Marey, thèse, p. 79.

heures, et chacun sait que la difficulté qu'on éprouve à mettre des bottes en se levant, à cause du gonflement immédiat des pieds, cesse très vite. Une influence analogue se produit dans la circulation veineuse des membres inférieurs, où des valvules aident à la progression du sang ; dans le mouvement du liquide des lymphatiques et des chylifères, et enfin dans tout ce qui regarde la statique du corps humain. Partout l'action de la pesanteur est modifiée par celle de la vie prescientе du but à réaliser.

XXXIV.

Elle modifie la consistance des tissus et lutte contre l'équilibre de la température.

L'impressibilité modifie la *cohésion* et la *consistance* des tissus, qualités différentes selon les âges, l'activité des fonctions (glandes, contraction musculaire, etc.), et les impressions diverses occasionnées par la chaleur, l'humidité ou l'alimentation.

Les jeunes plantes et les jeunes animaux ont dans leurs tissus moins de cohésion et de consistance qu'à un âge plus avancé ; les os sont plus mous et moins fragiles dans l'enfance que dans la vieillesse, et il en est de même des artères ; une glande en activité est plus dure que dans l'état de repos ; enfin les muscles, au moment de leur contraction, ont une fermeté qu'ils n'ont pas en tout autre état, etc.

L'impressibilité *distribue la chaleur à sa façon*, en luttant contre la loi d'équilibre de température ; et en effet, la plupart des animaux conservent une température propre différente de celle des milieux ambiants. Chez les animaux, où cette température est supérieure à ce milieu, comme chez les mammifères et les oiseaux, elle varie avec l'âge, c'est-à-dire avec l'intensité de la force vitale. C'est là un fait démontré par W. F. Edwards, et il se reproduit toujours le même sous les yeux de l'observateur qui expérimente convenablement.

En effet, de jeunes chiens, chats , lapins, oiseaux, nés avec une température égale à celle de la mère, nourris, mais séparés d'elle, par une température de 10 à 20 degrés centigrades, perdent en deux ou trois heures 15 ou 16 degrés de leur chaleur. On a beau les couvrir, rien n'empêche le refroidissement, et il faut le retour sous la mère pour produire le réchauffement.

Chez l'enfant nouveau-né, la température est de 1 degré au-dessus de l'adulte, et avant terme de 3 ou 4 degrés.

Cette faculté de produire de la chaleur est à son minimum au moment de la naissance, et s'accroît successivement jusqu'à l'âge adulte.

Chez quelques animaux à sang chaud, tels que la chauve-souris, le hérisson, le loir, la marmotte, la faculté de faire de la chaleur disparaît pendant l'hiver : ce sont les *hibernants*. Ce n'est pas le défaut de nourriture ni l'effet de l'hiver, car en plein été une marmotte de 35 degrés, mise par Saissy dans une boîte entourée de glace, tomba en onze heures à 5 degrés. Il n'en est pas de même d'un animal autre qu'un hibernant, qui ne baisse que de 3 ou 4 degrés.

Si l'on place ces hibernants dans une température trop basse, ils la sentent, s'agitent, respirent, et leur température s'élève, mais ils ne peuvent lutter longtemps; ils s'engourdissent de nouveau et succombent. Dans ce cas, la chaleur s'est accrue momentanément par un effort salutaire de la nature.

XXXV.

L'impressibilité modifie plus ou moins l'affinité.

Il n'y a pas *jusqu'aux affinités chimiques ordinaires*, servant de procédé pour l'assimilation et les sécrétions, que la vie ne puisse plus ou moins modifier; car elles diffèrent souvent chez les individus de même espèce, et, à chaque instant, chez le même individu, à propos d'influences extérieures ou intérieures. Le sang, le lait, l'urine, etc., produits des affinités chimiques, sont, à chaque instant, différents d'eux-mêmes et modifiés par des causes physiques et morales. Il en est de même des produits chimiques de la respiration et de la digestion, des échanges accomplis au sein des os, des muscles et de tous les tissus.

C'est ce que Berzelius a fait connaître en disant : « Les éléments paraissent obéir, dans les corps » vivants, à d'autres lois que dans les corps morts » ou sans vie. Par conséquent, les produits de leur » action réciproque sont d'une autre espèce que » ceux des corps qui ne jouissent pas de la vie. La » cause de cette différence s'est soustraite jusqu'à » présent à nos recherches, et nous l'attribuons à » une force de nature particulière qui n'appartient » qu'aux corps vivants, la *force vitale*. Ce quelque » chose est placé tout à fait en dehors des corps » inorganiques : ce n'est point une de leurs qualités » originelles, comme la pesanteur, l'impénétrabilité, » la polarité électrique, etc.; mais nous ne concevons » ni ce que c'est, ni comment il naît ou finit (1). »

XXXVI.

L'impressibilité est en rapport avec la nutrition, la nature des aliments ou des substances altérant le suc nourricier. Elle cesse par la grande chaleur, le grand froid, et la mort arrive.

L'impressibilité ne se conserve intacte que par le maintien de la nutrition. Ainsi, chez le nouveau-né et chez le vieillard, dont la nutrition est peu active,

(1) *Traité de chimie*, t. V.

la réaction contre les causes morbifiques est généralement très faible, et il n'y a que très rarement de la fièvre.

Elle s'accroît par la nature stimulante des aliments, et elle diminue par l'action de quelques substances telles que les médicaments qui changent la composition et les qualités du suc nourricier de façon à modifier la nutrition des organes; elle cesse, et la mort arrive par excès de chaleur, de froid, d'électricité, et par quelques impressions mécaniques ou chimiques qui détruisent les tissus et font disparaître les conditions de leur activité plastique et nutritive.

XXXVII.

Elle est modifiée par l'imprégnation, d'où la différence des germes et des ovules.

L'impressibilité varie d'après l'état dynamique et organique de la souche maternelle modifiée par la fécondation, ce qui entraîne la formation de germes et d'ovules de nature différente. On sait que l'imprégnation de l'organisme maternel par un premier mâle l'altère à ce point qu'une seconde fécondation par un autre mâle amène un enfant semblable au premier père. C'est ce qu'on voit chez les animaux, où le produit, par suite du mélange des races, dépend du croisement, et dans les maladies de l'organisme maternel qui influent sur le produit. Il est évident que, dans ces cas, l'impressibilité modifiée annonce une modification semblable dans la force vitale qu'elle représente à titre d'attribut.

Le produit d'un cheval et d'une jument antérieurement fécondée par un zèbre ressemble encore au zèbre; une chienne de race, imprégnée par un chien de race différente, donne des petits où se trouvent quelques individus semblables au premier père; une veuve remariée peut donner naissance à des enfants semblables à son premier mari. Imprégnée de syphilis par la fécondation, et sans avoir aucun signe extérieur, elle engendre des enfants atteints d'une syphilis de provenance paternelle, etc.

XXXVIII.

Par l'impressibilité modifiée la vie a des changements d'activité considérable en rapport avec le mouvement de la terre sur elle-même et de la terre autour du soleil. — Sommeil des plantes et des animaux. — Pousse des feuilles. — Rut, mue, émigrations, etc.

Les corps vivants ont des *changements périodiques d'activité* fort curieux, en rapport avec le mouvement diurne de la terre sur elle-même et avec les circonstances qui en résultent; ils offrent des mouvements alternatifs de grande activité et de repos. Chaque jour, sans rien perdre des attributs généraux de la vie, leurs fonctions particulières se ralentissent, et à l'état de veille succède un sommeil plus ou moins prolongé.

Les corps inorganiques, entièrement inertes, n'offrent rien de semblable (1).

D'autres *manifestations périodiques d'activité*, à plus longs intervalles, en rapport avec le mouvement annuel de la terre autour du soleil, se montrent chez les êtres dont l'existence se prolonge au delà d'une ou plusieurs années. Parmi elles sont la pousse annuelle des bourgeons, des feuilles et des fleurs; la fécondation et la maturation des fruits, la chute des fruits et des graines, ainsi que la mort et la chute des feuilles; l'apparition périodique du rut et des règles, la formation des germes et des œufs, la sécrétion de la semence des mâles, l'accouplement, la gestation, la ponte, la construction des nids, la couvaison, la parturition et la sécrétion du lait. A ces changements périodiques d'activité se rapportent le renouvellement des poils et des plumes, celui de la peau, la formation de nouvelles écailles, la chute et la pousse des bois. Enfin on y doit rapporter le sommeil d'été et d'hiver d'un grand nombre d'animaux, leurs émigrations régulières, qui ont leur cause dans l'action des influences

(1) Tiedemann, *Traité de physiologie*, § 79.

de lumière et de chaleur saisonnières. Jamais rien de comparable ne s'observe dans les corps inorganiques.

XXXIX.

De l'impressibilité résultent la formation et l'entretien des organes. Son repos forcé amène la paralysie. — Les impressions physiques et chimiques provoquent des phénomènes vitaux, de développement du germe, de nutrition, de sécrétion, de mouvement, de sensibilité.

Elle est nécessaire à la conservation des organes et des tissus. Sous ce rapport, l'impressibilité est un attribut fondamental de la vie, et c'est avec raison que, d'une certaine manière, on a pu dire : « La vie ne s'entretient que par les stimulants. » Par elle s'accomplit l'assimilation des sucs nourriciers dans chaque partie, et son affaiblissement, comme ses troubles, compromet l'existence. Partout, ce qui peut nuire à son exercice entraîne les plus graves désordres. Par elle s'entretiennent l'œil, les muscles, les actions articulaires, etc., et le repos absolu de cet organe les anéantit. J'ai vu des poissons et des écrevisses recueillis dans l'eau des souterrains obscurs de l'Amérique du Nord, et dont les yeux étaient complétement atrophiés. Un membre trop longtemps immobilisé dans un appareil de fracture peut s'ankyloser, et les muscles, forcément tenus au repos, s'atrophient au point de perdre leurs propriétés motrices. Ce n'est cependant pas la lumière et le mouvement qui font l'œil, les articulations ou les muscles. Les effets ne résultent pas uniquement des puissances excitantes et ne sont pas exclusivement mécaniques ou chimiques; ils résultent des forces du corps vivant qui se mettent en action : ce sont des phénomènes vitaux; ils varient dans les corps organisés et dans leurs différentes parties, d'où une différence dans les forces mises en jeu. Ainsi il y a des effets de formation dans les germes fécondés, de nutrition dans les organes qui s'accroissent ou qui sont rendus malades, de sécrétion dans les glandes, de mouvement dans les muscles, le tissu cellulaire; dans les membranes, dans les organes fibreux, dans les parois des vaisseaux, d'où la *turgescence* et la fluxion; de sensibilité et de conscience dans les organes des sens et dans le cerveau.

XL.

L'impressibilité s'accompagne d'effets visibles ou invisibles. A elle se rapportent l'assimilation et les réactions morbifiques.

Ces effets sont assez souvent des mouvements visibles au sein des parties, mais presque toujours des mouvements invisibles, quoique réels et révélés par des phénomènes de contractilité capillaire, d'anémie ou de congestion locale, de formation, d'accroissement, de nutrition, de sécrétion ou de sensation. A elle se rapporte non-seulement la vie, mais encore la santé, car les impressions extérieures et intérieures qui favorisent l'*assimilation* et la nutrition moléculaire des tissus dans l'état normal sont aussi la cause immédiate des lésions chimiques et mécaniques, ou des désordres qu'on nomme *maladies*. Les maladies sont des impressions transformées.

XLI.

On en a fait une propriété organique dépendant de l'activité plastique. C'est un attribut de la vie modifié par le développement des organes, exalté ou amoindri comme elle par les agents physiques.

Pour quelques physiologistes, notre impressibilité, qu'ils appellent *irritabilité* ou *excitabilité*, est une qualité de la matière organique aussi variée que la constitution matérielle des espèces, et semblable, sous ce rapport, à l'activité plastique des germes fécondés. Il y a, par conséquent, autant d'impressibilités que d'espèces et de parties différentes dans chacune d'elles : muscles, os, tissu cellulaire, etc. Pour eux ce n'est pas une force fondamentale de la vie, et Tiedemann accuse ceux qui en ont fait le premier principe des mouvements et métamorphoses de la matière vivante, d'avoir pris pour une cause ce qui ne serait qu'une simple propriété organique.

Pour Tiedemann, en effet, l'excitabilité, qui n'est autre chose que notre *impressibilité*, dépend d'un état particulier de la matière organique communiqué par l'*activité plastique* aux organes générateurs. Si cet état ne tombe pas sous les sens, on conclut son existence de ses phénomènes dans le germe, où, suivant les espèces, on voit, après cette action, des actes variés de formation se présenter. Les parties représentent celles de leur générateur, et elles ont une *excitabilité* (ou impressibilité) différente, suivant l'espèce. Elles suivent un ordre donné de développement ; elles sont diversement irritables et actives suivant la composition que leur donne la force plastique. Les organes remplissent des fonctions différentes. Tout cela n'est pas l'œuvre des agents extérieurs qui sollicitent le développement du germe, et dépend d'une *force inhérente à la matière susceptible de formation* (1).

L'argumentation de Tiedemann est fausse. Il n'y a pas dans l'impressibilité, plus que dans la promorphose, une force particulière indépendante, variable dans chaque tissu, d'après sa composition, et communiquée par l'*activité plastique*. Ce ne sont là que des mots. L'*activité plastique* n'existe pas

(1) Tiedemann, *Physiologie*, p. 747.

isolément, et ce n'est pour nous que la *force de formation* ou *promorphose*, attribut général de la vie.

L'impressibilité est un attribut de la vie qui existe dans tous les tissus, qu'elle anime indépendamment de leur texture et qui relève de cette puissance pour un but final, le maintien de l'être vivant. C'est en leur qualité de parties vivantes appelées à un rôle ultérieur que les éléments amorphes du germe sont doués d'impressibilité, comme les tissus ultérieurement développés dans l'organisme, et c'est la vie qui est la cause première de cette faculté avant l'apparition même des organes où elle se trouve plus tard enfermée et modifiée par l'âge, la texture, etc. C'est donc un attribut de la vie plus qu'une propriété de la matière organique, et il est impossible d'en faire une force spéciale sans créer inutilement un être de raison.

Que plus tard l'impressibilité soit modifiée, exaltée ou amoindrie par le jeu des fonctions, par l'influence des âges et des divers agents physiques sur l'organisme, cela n'est pas douteux, et l'observation est là pour le démontrer; mais au début, l'impressibilité suivie d'une réaction ayant pour but la création d'un être vivant dont les parties sont encore à réaliser, est beaucoup plus un acte vital qu'un phénomène organique.

XLII.

Par l'impressibilité s'expliquent l'assimilation nutritive, les idiosyncrasies, l'immunité, la révulsion, la dérivation, etc.

A l'impressibilité se rapportent directement un certain nombre de phénomènes physiologiques et pathologiques extérieurs : les sécrétions, que modifient tous les agents; l'absorption, que plusieurs personnes considèrent comme un *acte physique*, malgré l'influence active que la vie exerce sur son accomplissement; l'acclimatation, la sympathie, l'opportunité des maladies, les idiosyncrasies, l'immunité, la révulsion et la dérivation, etc.

Parmi les premiers, il faut indiquer l'*assimilation* ou faculté des tissus de prendre dans le suc nourricier général les éléments propres à réparer leur masse, et à faire ici des muscles, là des nerfs, ailleurs des os, etc. Chaque tissu prend dans le sang, par une sorte d'instinct *particulier*, ce qui est conforme à sa nature, absolument comme les animaux ont l'instinct du choix de leur nourriture : les *sécrétions*, qui modifient tous les agents physiques et dont l'exercice inconscient relève de l'attribut que nous étudions ; l'*absorption*, que plusieurs physiologistes considèrent comme étant exclusivement un phénomène physique, malgré l'influence de la vie sur son accomplissement.

Parmi les phénomènes pathologiques, il faut signaler l'*acclimatation*, les *sympathies*, l'*opportunité aux maladies*, dont j'ai déjà parlé; les *idiosyncrasies*, l'*immunité*, la *révulsion*, la *dérivation*, etc., que je vais décrire en peu de mots, ces différents sujets ayant été traités par moi très longuement dans mes *Nouveaux éléments de pathologie générale*.

1° *Des idiosyncrasies.*

La médecine est obligée de reconnaître chez l'homme des modifications particulières de la sensibilité inconsciente, en vertu desquelles, sans changement de texture appréciable, les organes réagissent d'une façon exceptionnelle contre les impressions extérieures et morbifiques. C'est une disposition particulière qui relève de l'impressibilité plutôt que de la sensibilité, et elle rend compte d'une foule de phénomènes inattendus, heureux ou nuisibles, observés chez les malades. Pourquoi les inhalations de chloroforme faites selon toutes les règles par un médecin habitué à l'emploi de ce remède, produisent-elles quelquefois la mort? Pourquoi l'odeur de la rose détermine-t-elle chez certaines personnes les nausées, les vertiges ou la syncope? Pourquoi, enfin, l'influence du froid occasionne-t-elle ici une angine, ailleurs une névralgie, chez d'autres une pleurésie ou une pneumonie? Il est impossible de le dire, à moins d'admettre cette modification spéciale de l'impressibilité, ou, si l'on veut, cette disposition particulière des organes, désignée sous le nom d'*idiosyncrasie* (1).

Les idiosyncrasies sont très nombreuses et leur influence sur le développement des maladies très considérable. Elles disposent à leur manifestation ou protégent contre leurs atteintes; d'où l'*immunité*, dont je parlerai dans le chapitre suivant. Elles sont congénitales ou acquises, et elles peuvent disparaître par l'exercice de la vie.

Ainsi, certaines personnes ont, sous l'influence de la moindre contrariété ou d'une inflammation locale, un accès de fièvre suivie d'herpès des lèvres, de l'anus ou des parties génitales. Quelques femmes ont à chaque époque menstruelle une pustule d'acné sur le visage ou sur les épaules. L'électricité, la neige, les odeurs, donnent souvent des anxiétés, du mal à la tête et une grande excitation nerveuse qui peut aller jusqu'à la syncope.

On a vu un homme éprouver de vives douleurs chaque fois qu'on lui coupait les ongles, un autre éprouver de vives angoisses en se lavant le visage avec une éponge ou lorsqu'il touchait du velours. Un grand nombre de femmes sont dans ce cas.

(1) E. Bouchut, *Nouveaux éléments de pathologie générale*. Paris, 1857, p. 40.

Rousseau, dit-on, ne pouvait entendre le son d'une cornemuse sans éprouver une subite incontinence d'urine. Si le fait est vrai, il rappelle les cas analogues d'exquise sensibilité observée dans les organes des sens. Ainsi, Haller sentait de sa maison des pommes renfermées dans la maison voisine, ou à dix pas, la transpiration de vieilles gens, phénomène insensible à tout autre qu'à lui. Des agonisants entendent quelquefois le bruit lointain de l'arrivée d'une personne que nul autre ne pourrait saisir, et l'on sait que les nègres entendent comme ils voient à d'immenses distances; que leur odorat est si fin, qu'ils flairent de très loin les animaux qu'ils chassent; qu'ils les suivent à la piste, et savent discerner la trace d'un serpent, celle d'un nègre ou d'un blanc.

Les idiosyncrasies les plus curieuses se manifestent aussi à l'occasion des aliments et des remèdes. Un Espagnol éprouvait des anxiétés, des vomissements et de la diarrhée toutes les fois qu'à son insu on mêlait de la viande à ses aliments (1). Un verre d'eau de Pyrmont suffisait pour produire chez une femme de trente ans, bien portante d'ailleurs et peu irritable, un effet narcotique qui durait pendant le reste de la journée (2). Un ami de Tissot ne pouvait prendre, même sans le savoir, la plus

(1) Wagner, *Journal de Hufeland*, 1811.

(2) Whytt, *Maladies nerveuses*. Paris, 1777.

petite quantité de sucre sans qu'il en résultât des vomissements (1). Quelques personnes ne peuvent manger de poisson, de moules, de cerises, de fraises, de groseilles, d'œuf, etc., sans être prises d'enflure, ou de vomissements, ou de convulsions.

A l'égard des médicaments, il existe des idiosyncrasies extrêmement remarquables qui en modifient et quelquefois qui en dénaturent les effets. J'ai déjà cité les malheureuses conséquences de l'inhalation du chloroforme. On peut en citer d'autres qui sont analogues. Gaubius a plusieurs fois vu un seul grain d'opium produire au bout de trois jours, chez une femme âgée, une desquamation générale de l'épiderme. Ce médicament irrite quelquefois et tient éveillés ceux qu'on voudrait calmer et endormir. De faibles doses de belladone produisent çà et là des accidents qu'on n'observe habituellement qu'après l'absorption de doses plus élevées, etc. Sans vouloir multiplier les exemples à l'infini, et en supposant qu'on se soit trompé sur la signification de plusieurs d'entre eux, il en reste assez de vrais pour convaincre le médecin qu'il y a dans les organes et dans les individus une sensibilité inconsciente et propre avec laquelle il faut savoir compter. C'est la connaissance de ces dispositions personnelles, suffisamment approfondies, qui fait le véritable praticien.

(1) Tissot, *Maladies des nerfs*.

2° *De l'immunité.*

La modification de la sensibilité inconsciente, qui fait qu'un individu réagit d'une façon énergique spéciale et inaccoutumée contre les impressions extérieures, explique pourquoi, dans un ordre de faits tout différent, un individu résiste à une cause morbifique qui frappe sur tout le monde (1). C'est cette faculté de ne pas ressentir l'action des causes morbifiques qui caractérise l'*immunité*.

Il y a des immunités *congénitales* et des immunités *acquises*. Celles-ci sont les plus nombreuses, et l'homme a jusqu'à un certain point le pouvoir de les créer : fait de la plus haute importance, auquel nous devons la prophylaxie d'un certain nombre de maladies redoutables, et notamment l'immunité de la variole, qu'on acquiert au moyen de la vaccine.

Immunités congénitales. — Au moment des épidémies de rougeole, de scarlatine, de choléra, de typhus, tous ceux qui vivent dans le foyer pestilentiel, respirant le même air et soumis au même régime, ne sont pas affectés de la maladie. Quand la variole était endémique, avant la découverte de la vaccine, tout le monde n'était pas atteint, et l'on

(1) E. Bouchut, *Nouveaux éléments de pathologie générale.* Paris, 1857, p. 42. *De l'immunité.*

cite même le cas bien curieux d'une femme enceinte de huit mois et atteinte de variole, dans lequel, sur deux jumeaux renfermés dans l'utérus, il n'y en avait qu'un atteint de variole (1). Ce sont là des faits de préservation dus à un état spécial de la sensibilité inconsciente de l'organisme, c'est-à-dire de l'*immunité*.

En dehors de ces cas où le fœtus d'une femme atteinte de variole vient au monde sans pustules varioliques, l'immunité se révèle encore dans les inoculations sans résultats de la variole, de la rage, de la vaccine, de la syphilis, etc.

Immunité acquise. — L'immunité que l'homme acquiert contre certaines maladies s'obtient par l'acclimatement, par le régime, par l'inoculation de leurs virus, etc.

Quelques Européens acclimatés dans les pays chauds finissent par prendre le tempérament des indigènes, et jouissent d'une parfaite immunité vis-à-vis de la fièvre jaune. Il en est de même des habitants d'un pays marécageux, qui ont l'habitude de respirer les miasmes et qui ont moins souvent la fièvre intermittente que les étrangers en passage.

Des faits analogues se produisent sur les gens qui vivent habituellement avec les malades ; car on sait

(1) Docteur Fumé, *Journal de Montpellier*, 1759.

que les infirmiers, les religieuses et les médecins contractent rarement les maladies endémiques. L'habitude d'absorber leurs miasmes y est-elle pour quelque chose? Cela est possible, et l'on pourrait presque dire que l'acclimatement dans un foyer infectieux équivaut à une inoculation faite par les bronches. Quoi qu'il en soit, comme pour les poisons introduits dans l'estomac, l'habitude de vivre au milieu des miasmes donne souvent l'immunité contre les maladies qu'ils engendrent ; et la preuve, c'est que si une peste inconnue, comme le choléra, éclate, les médecins, n'étant pas mieux accoutumés à l'influence morbifique que les autres, payent leur tribut à la mort comme le reste de la population.

Pour un certain nombre de maladies l'immunité s'acquiert en émoussant la sensibilité inconsciente, c'est-à-dire l'impressibilité, au moyen de leur poison dilué et donné à l'organisme en doses convenables par l'*inoculation*. Ainsi, l'homme acquiert l'immunité de la variole par l'inoculation, aujourd'hui abandonnée, du virus varioleux, et par l'inoculation du cow-pox, c'est-à-dire de la vaccine. On a essayé de la même manière, et en vertu du même principe, de préserver de la rougeole, de la scarlatine, de la fièvre typhoïde, de la syphilis, en inoculant le sang de la scarlatine, de la rougeole et de la fièvre typhoïde, en inoculant le virus de la syphilis ; mais ce sont là des faits sur lesquels l'expérience n'a pas encore prononcé. Nul doute qu'on n'arrive à tirer quelque profit de cette méthode, car dès l'instant qu'il est avéré qu'on n'a pas deux fois une maladie virulente, et qu'une première atteinte épuise la réceptivité de l'économie en modifiant son impressibilité, il est probable qu'en agissant pour chaque maladie virulente comme jadis on combattait préventivement la variole, on pourrait arriver à les détruire. Cela se fait d'ailleurs chez les animaux. Par l'inoculation du claveau, les vétérinaires arrivent à préserver les moutons de la clavelée, et M. Villems a montré qu'en inoculant sous la queue le sang du typhus des bêtes bovines, on parvenait à garantir les bœufs contre les terribles chances de cette épizootie. Il suffisait de découvrir le principe ; les applications seront l'affaire du temps et de la sagacité des observateurs.

On a aussi essayé de créer des immunités par l'usage intérieur de certaines substances, la belladone contre la scarlatine, le soufre contre la rougeole, etc., etc., mais ce sont là des promesses de prophylaxie plutôt que des moyens efficaces à mettre en usage.

Il ne faudrait pas croire que l'immunité soit une disposition permanente préservant à tout jamais de certaines maladies. Ce serait une erreur. L'immunité peut être permanente, mais ordinairement elle est transitoire, et les personnes préservées pour un temps des conséquences d'une affection virulente peuvent être prises un peu plus tard et succomber. Pour n'en citer qu'un exemple connu de tout le monde, je dirai qu'autrefois la vaccine garantissait complétement de la variole; mais aujourd'hui elle ne préserve que pour un petit nombre d'années. En effet, quand jadis une vaccination avait réussi, on pouvait impunément soumettre l'individu à l'inoculation de la variole ou d'un nouveau vaccin, tandis que maintenant les vaccinés ont souvent la variole, quelquefois même une variole mortelle ; d'où il résulte qu'il faut être revacciné tous les dix ou quinze ans.

De la révulsion et de dérivation.

S'il était nécessaire de prouver que l'étude de la vie et de ses attributs est indispensable à la pratique de la médecine, problème souvent mis en doute par l'empirisme, il n'y aurait qu'à montrer les rapports de l'impressibilité avec la révulsion et avec la dérivation. En effet, ces deux méthodes de traitement des maladies ne sont que la mise en jeu des propriétés vitales inhérentes aux différents tissus de l'organisme, et c'est en sollicitant ou en activant la sensibilité inconsciente d'une partie saine que le médecin espère obtenir la guérison des parties malades. Connaissant les sympathies et les antagonismes de certains organes les uns pour les autres, sympathies que la vie entretient sans avoir besoin de communications directes, il provoque, sur un point qui est en rapport de sympathie avec l'organe affecté, une seconde action morbide artificielle dont le but est de guérir la première.

Sur ce fait reposent la *révulsion* et la *dérivation*. On peut les définir: un acte qui consiste à provoquer une élaboration morbide artificielle susceptible de guérir un état morbide antérieur.

La révulsion est une méthode thérapeutique aussi ancienne qu'Hippocrate. C'est le développement de son fameux aphorisme : « De deux actions morbides produites au même instant sur des lieux différents, la plus forte étouffe l'autre. » Pour lui, la révulsion est le transport des affections du haut vers le bas ou du bas vers le haut. La dérivation est au contraire l'attraction du principe morbide vers les parties voisines de celle qui est affectée. Ainsi, la grossesse, qui suspend le cours de la phthisie pulmonaire, est un phénomène de révulsion naturelle; la saignée du pied est révulsive du crachement de sang, etc., et c'est faire une dérivation que d'appliquer des sangsues derrière les oreilles dans le cas d'une affection cérébrale.

Sans entrer dans les détails que comporte une pareille question, et que j'ai donnés dans un autre ouvrage (1), je me bornerai à établir ici la réalité

(1) *Nouveaux éléments de pathologie générale*. Paris, 1857, p. 408.

du fait, et à en indiquer les lois générales ainsi que ses rapports avec l'impressibilité.

Quoi qu'on en ait dit, la révulsion existe, soit comme phénomène spontané des maladies, soit comme action thérapeutique provoquée par le médecin. Ainsi, la grossesse suspend très souvent le cours de la phthisie pulmonaire, qui reprend sa marche après l'accouchement. La lactation empêche pour un temps l'ovulation et les règles de se produire; la fièvre tarit la suppuration d'un vésicatoire ou d'une plaie ancienne; une superpurgation inattendue guérit une hydropisie; la brûlure d'un pied que se fait par hasard un épileptique en convulsion, et tombant dans le feu, guérit l'épilepsie, etc. Ce que fait la nature, le médecin vraiment digne de ce nom s'applique à l'imiter, et c'est ainsi que la dérivation et la révulsion sont entrées dans la pratique de la médecine.

Les anciens n'y voyaient que le déplacement d'une humeur. C'est une théorie mauvaise, si l'on veut; mais elle ne porte en rien atteinte au fait que je viens d'établir. Pour moi, au contraire, elle résulte d'une action vitale sympathiqne des organes les uns sur les autres, c'est-à-dire d'une modification de l'impressibilité.

Tous les révulsifs, les frictions, les sinapismes, le moxa, le séton, le cautère, le fer rouge, l'hydrothérapie, les bains chauds et stimulants, l'électricité, l'acupuncture, etc., etc., agissent en produisant des effets sympathiques de congestion et de suppuration dont la conséquence est de déplacer le mal d'une partie, soit par révulsion sur une autre, soit en stimulant la sensibilité nerveuse d'un organe sain, qui par action réflexe agit sur les organes malades. Partout, ce sont des phénomènes d'impressibilité qui sont produits pour amener secondairement des effets de congestion, d'hémorrhagie, de suppuration, de sécrétion, etc., capables de servir à titre de révulsifs. Par la révulsion, le médecin peut, ainsi que l'a très bien exprimé M. Gintrac :

1° Diminuer la sécrétion morbide de la partie A en créant celle de la partie B. Exemples : les purgatifs drastiques dans l'ascite, dans le catarrhe pulmonaire, dans les ophthalmies, les diurétiques et les sudorifiques dans les hydropisies, etc.

2° Diminuer la congestion de la partie A en créant celle de la partie B. Exemples : les bains de pieds dans la congestion cérébrale, l'hydrothérapie dans les congestions viscérales du foie, de la rate, etc.

3° Diminuer l'état X de la partie A en provoquant l'état M de la partie B. Exemples : une dartre guérie par un vésicatoire au bras ; une névralgie traitée par la cautérisation au fer rouge ; un purgatif à la fin d'une phlegmasie aiguë, etc.

4° Diminuer l'état X de la partie A par la provocation d'un même état X dans un organe voisin.

Exemple : le vésicatoire sur la pleurésie, sur une hydarthrose ou autour d'une partie enflammée.

5° Diminuer l'état X de l'organe A par la provocation du même état dans le même organe. Exemple : une ophthalmie purulente traitée par l'inflammation artificielle que produit le nitrate d'argent. Les purgatifs salins irritants de la muqueuse digestive dans la fièvre typhoïde avec ulcération des intestins ; les vomitifs dans le vomissement de l'embarras gastrique et dans la gastrorrhée. C'est là ce qu'on a appelé de la *médecine substitutive*. Comme la révulsion, c'est un acte d'impressibilité provoqué en vue de guérir un mal ancien ; seulement, au lieu d'attaquer la sensibilité inconsciente sur une partie éloignée, on cherche à la modifier sur la partie même qui est le siége du mal. Par cette révulsion locale on substitue à un état X de mauvaise nature dans l'organe A un autre état P de nature différente et meilleure, dans le même organe, pour le guérir.

La révulsion se fait quelquefois naturellement par un acte spontané de la nature ; mais elle est ordinairement provoquée par le médecin dans l'intérêt des malades. *Révulsion*, *dérivation* et *substitutions curatives*, telles sont, parmi les méthodes thérapeutiques, celles dont on fait le plus fréquemment usage, et ceux qui les repoussent avec le plus d'énergie les emploient chaque jour sans se rendre compte de leur conduite. C'est l'application la plus remarquable que l'on ait pu faire de la sensibilité inconsciente dans la guérison des malades, et c'est à ce titre que j'ai cru devoir en parler très succinctement.

CHAPITRE II.

DE L'AUTOCINÉSIE.

XLIII.

Définition.

L'*autocinésie* (1) est un attribut de la vie par lequel les atomes de la matière vivante sont doués d'activité et de mouvement pour former des organes en dehors de toute qualité de structure.

C'est le mouvement par soi-même, c'est-à-dire le mouvement de l'organisation produit par la seule puissance de la vie.

Elle est tout à fait distincte de la *contractilité*, qui n'est que le mouvement organisé et incarné dans un tissu à fibres douées de propriétés contractiles.

(1) Expression employée pour la première fois par Thalès, pour indiquer le mouvement par soi-même : αὐτοκίνητος.

XLIV.

L'autocinésie est la première manifestation de tous les germes. Elle est visible ou invisible dans les échanges de gaz. — Absorption d'oxygène et formation d'acide carbonique. — La vie commence par un acte de combustion. — Germination des plantes. — Incubation de l'œuf du poulet.

Elle existe dans tous les êtres vivants, végétaux et animaux. C'est la première manifestation d'activité vitale des germes fécondés, puisque, après avoir reçu la forme et l'impressibilité de leurs générateurs, l'imprégnation met leurs molécules en mouvement, d'après les lois de l'espèce, sous l'influence des agents extérieurs (1).

Participant de la vie maternelle et seulement doué d'impressibilité, l'ovule s'agite dans ses éléments dès que, par la fécondation, il a acquis une vie propre. Destiné à périr et à pourrir comme toute autre matière animale enlevée de son milieu et placé sous l'empire des lois physiques, il va, par la vie, acquérir une activité spéciale, prendre un mouvement propre, devenir l'objet d'une organi-

(1) « Nulle formation d'embryon ne peut être conçue sans le » mouvement ; le mouvement est une activité et l'activité doit » dépendre d'une cause intérieure. Par conséquent, l'activité » existe avant le corps qui naît, et la cause intérieure de l'ac- » tivité, ou la force, est la cause de sa naissance. » (Burdach, t. IV, p. 125.)

sation nouvelle, et les affinités chimiques qui allaient le détruire vont être remplacées par un mouvement inverse d'affinité vitale. On sait, en effet, que les circonstances extérieures nécessaires aux manifestations de la vie sont aussi celles qui engendrent la putréfaction.

Cette petite cellule, de 1 à 2 millimètres, qui renferme une matière particulière, *vitellus*, avec noyau (vésicule germinative), et nucléole ou tache germinative, acquiert l'impressibilité, l'autocinésie et la promorphose nécessaires à la formation de ses propres organes. La vésicule disparaît, le vitellus se partage en deux, chaque moitié en deux à son tour, et ainsi de suite, de manière à produire, par segmentations successives, une foule de petites cellules qui disparaissent un peu plus tard en formant une membrane sur laquelle paraîtront les rudiments du nouvel individu. Tous ces mouvements de la matière vivante se sont accomplis sans le secours d'aucun organe apparent, car la membrane vitelline est *amorphe*, ainsi que l'huile et la substance du vitellus, et il est difficile d'y reconnaître la trace d'une propriété organique, à moins d'admettre des propriétés organiques sans organes.

Avec l'autocinésie des molécules du germe fécondé commence une action chimique caractérisée par l'absorption d'oxygène et l'excrétion d'acide carbonique avec formation d'eau, de chaleur, de tissus et d'organes hétérogènes, de façon à montrer que ce mouvement moléculaire n'est pas l'effet d'une force distincte inhérente à la structure de la matière, mais bien l'effet d'une force plus générale dirigeant plusieurs opérations à la fois pour un but en vue duquel le mouvement n'est qu'un moyen. Cette force plus générale, c'est la vie construisant le théâtre de ses métamorphoses futures, et l'autocinésie n'est qu'un de ses attributs principaux.

Partout il en est de même, et, avant toute organisation, là où commence la vie, il y a mouvement des molécules d'oxygène sur le carbone et l'hydrogène de la matière organique pour former de l'acide carbonique et de l'eau, c'est-à-dire une respiration sans organes, ou, pour parler plus simplement, une combustion. La température augmente dans la fécondation des fleurs d'*Arum italicum* (Lamarck, 1777), dans l'*Arum maculatum* (Senebier), dans l'*Arum cordifolium* de Bourbon, où Hubert a vu le spadice monter de 20 à 25 degrés au-dessus de la température ambiante.

Il en est de même dans la germination de l'orge, qui absorbe l'oxygène, rejette de l'acide carbonique en assez grande quantité pour asphyxier les brasseurs si les germoirs ne sont pas bien disposés.

Il en est de même dans la germination des tubercules.

Ce qui se passe dans la fécondation ou la germination des plantes se produit également dans l'incubation de l'œuf fécondé des oiseaux, des animaux ovovivipares, et c'est par ces premiers mouvements de la matière que se forment la matière et les tissus amorphes, d'où résultent les tissus organisés, puis les organes dont la réunion et l'action sympathique forment un être vivant.

Dans l'œuf du poulet, le jaune, plus lourd que le blanc, est soutenu à ses pôles par des chalazes fixées de telle façon qu'elles maintiennent toujours la cicatricule à la partie supérieure, près de la coquille, qui est perméable à l'air. Toujours la cicatricule occupe le point le plus élevé, ce qui fait que les poules peuvent plusieurs fois retourner leur œuf dans le cours de l'incubation. Du reste, le contact de l'air est si nécessaire, que le poulet meurt si on le couve dans des gaz privés d'oxygène, et M. Dumas a démontré qu'il y avait formation d'acide carbonique pendant son incubation. La ligature de l'oviducte avant la ponte empêchant l'accès de l'air extérieur, empêche aussi le développement du poulet.

Dans les ovovivipares, le fœtus est sans communication avec la mère ni avec l'air ; mais les poumons sont si longs, que les œufs sont en contact avec eux, et l'air y arrive par les parois amincies de l'oviducte.

Chez la femme, enfin, le fœtus reçoit le sang

oxygéné de sa mère; c'est avec elle et par elle qu'il respire, et c'est d'elle que lui vient tout l'oxygène dont il a besoin pour se développer.

XLV.

L'autocinésie n'est pas un effet des agents physiques. — Force plastique de Tiedemann. — Berzelius.

Le mouvement ne résulte pas de l'action des excitants extérieurs qui favorisent et entretiennent son apparition, mais de la force inhérente au germe destiné à un développement différent suivant les espèces. La chaleur, l'air et l'eau, qui semblent produire ces mouvements rudimentaires, n'y prennent, en réalité, que la plus petite part. Ni l'atmosphère, ni l'humidité, ni l'élévation de température, ne sont la seule cause du mouvement des germes, de la *segmentation du vitellus* et de la formation des premières cellules; c'est la force de formation qui doit réaliser les parties dans un ordre déterminé, à des époques fixes et pour un but éloigné. Cette mobilité des atomes résulte d'un principe intérieur que Tiedemann appelle *force plastique* ou de *formation*. Elle est inconnue dans sa nature, et ce que Dutrochet a dit de l'électricité, de l'exosmose et de l'endosmose pour expliquer la vie des végétaux n'éclaire rien, car on peut se demander d'où proviennent les premiers globules qui doivent nécessairement précéder l'endosmose? Leur formation antérieure est la conséquence d'un mouvement moléculaire spontané de la matière vivante.

Berzelius, qui a très particulièrement étudié ces premiers phénomènes de la matière vivante, considère son mouvement comme le résultat d'une *force particulière* ou *vitale* : « Les éléments pa-
» raissent obéir, dans les corps vivants, à d'au-
» tres lois que dans les corps morts ou sans
» vie. Par conséquent, les produits de leur action
» réciproque sont d'une autre espèce que ceux des
» organes qui ne jouissent pas de la vie. La cause
» de cette différence s'est soustraite jusqu'à présent
» à nos recherches, et nous l'attribuons à une *force*
» *de nature particulière* qui n'appartient qu'aux
» corps vivants, la *force vitale.* Ce quelque chose
» est placé tout à fait en dehors des éléments inor-
» ganiques. Ce n'est point une de leurs qualités
» originelles, comme la pesanteur, l'impénétrabilité,
» la polarité électrique, etc., mais nous ne conce-
» vons ni ce que c'est, ni comment il naît ou finit (1). »

(1) *Traité de chimie*, t. V.

XLVI.

L'autocinésie a la prescience du but à atteindre. Elle subit l'influence des agents extérieurs. Elle est continue, rémittente ou intermittente.

L'autocinésie, commune à toutes les parties vivantes, varie suivant le but que les atomes de la matière doivent atteindre pour la forme de chaque espèce, et elle change d'activité avec les besoins du développement. Dans la nutrition, elle est continue; dans les sécrétions, elle est intermittente, mais partout elle subit l'influence des agents extérieurs ou intérieurs, tels que l'alimentation, la vue des aliments, la chaleur, le froid, les émotions morales, certains agents extérieurs, les poisons, etc. Tous ces mouvements moléculaires n'ont qu'un but, le maintien de l'être, et ce sont eux qui fournissent, à leur tour, les conditions d'autres mouvements visibles dans les organes dont les qualités sont entretenues par les actes de nutrition.

XLVII.

L'autocinésie existe dans la matière amorphe, dans les éléments des liquides, dans les globules et dans les tissus. Dans ces derniers cas, elle doit être en rapport avec la structure des organes.

L'autocinésie existe dans la matière amorphe et dans les éléments des liquides qui servent à la composition des tissus, dans les globules rouges ou blancs du sang, et elle s'observe également dans les tissus muqueux, cellulaire, etc., où elle varie et où elle paraît être en rapport avec la texture des organes et leurs propriétés vitales.

En voici de curieux exemples observés sur des animaux inférieurs :

L'embryon de la *grande térébelle nébuleuse* (annélide) se présente sous forme d'une masse homogène sans aucun muscle appréciable, et cependant il se contracte en tout sens, se ramasse en boule, s'aplatit et prend toutes les formes (1).

Les *Amibes*, semblables à une goutte de vernis vivant, sans forme déterminée, glissent en masse sur le porte-objet du microscope en présentant les figures les plus diverses et les plus irrégulières.

F. Dujardin a fait connaître, dans les *Rhizopodes*, des animaux couverts d'un test, et dont le corps, sans organisation définie, pousse selon les besoins des prolongements qui servent de point d'appui pour s'élever sur les parois polies d'un verre, et cet organe temporaire rentre bientôt après dans la masse commune, se confondant avec elle, comme ferait un filament soulevé au-dessus d'un corps visqueux. Il semble que la volonté d'une fonction à remplir ait le pouvoir de créer un organe. C'est ce

(1) Quatrefages, t. II, p. 50.

qu'on voit aussi dans la *Gromie* et la *Miliole* (1). Dans les végétaux, des mouvements corpusculaires s'observent dans les cellules du *Chara vulgaris*, dans les granulations du *pollen*, dans les spores des *Algues* d'eau douce, etc.

Tous les *spermatozoïdes* ont un mouvement spontané, et il n'y a pas, dans les animaux supérieurs, jusqu'aux *globules rouges* et *blancs* du sang où l'on ne puisse l'observer. Quand on examine au microscope la circulation sur une membrane transparente, on voit, outre le mouvement de course des globules entraînés par le courant sanguin, des mouvements particuliers dans ces globules. Ils se contractent, s'allongent ou paraissent s'échancrer le long des parois vasculaires, ou, lorsqu'ils rencontrent d'autres globules qu'ils ne veulent pas heurter, comme je l'ai dit (§ XXV, p. 55), leur mouvement indique leur impressibilité.

Dans les globules blancs, le mouvement spontané est infiniment plus remarquable; il est actif. Quand on laisse ces globules entre deux plaques de verre, et qu'on les regarde avec attention pendant plusieurs heures à différents intervalles, on les voit pousser des prolongements irréguliers, un, deux ou trois, qui ensuite rentrent dans le globule comme les cornes d'un limaçon dans la tête de cet animal.

(1) Quatrefages, p. 62.

Ces déformations actives, fort remarquables, ont été l'objet d'un intéressant travail de M. Davaine (1).

LXVIII.

L'autocinésie est modifiée par les agents physiques.

La motilité des organes, c'est-à-dire les mouvements spéciaux, ne persiste après l'excitation dans les tissus qu'autant qu'ils sont nourris. En revanche, la nutrition est la cause des mouvements moléculaires qui se passent dans leur sein, et qui sont indispensables aux échanges du suc nourricier et des tissus, pour favoriser l'accroissement de la masse et le maintien de la forme, malgré la rénovation continuelle de la matière.

A la nutrition et à ses mouvements se rapportent les mouvements des plantes sous l'influence d'excitations d'espèces très diverses (mouvements provoqués, les galles des feuilles, etc.).

Les mouvements moléculaires de la nutrition sont modifiés dans toutes les parties par des influences diverses qui changent la nutrition et les propriétés vitales. Toutes les impressions amènent des changements moléculaires, comme on le voit dans l'inflammation; de là le gonflement, les troubles de texture, l'induration, le ramollissement, les dégé-

(1) *Mémoire sur les anomalies de l'œuf.* Paris, 1861.

nérescences des tissus, etc. Ces phénomènes sont absolument semblables chez les végétaux et chez les animaux.

XLIX.

L'autocinésie varie dans chaque glande, et le même suc nourricier, c'est-à-dire le sang, dans des glandes semblables, donne des produits différents.

D'autres mouvements moléculaires accompagnent la sécrétion des humeurs. Le même suc nourricier, dans des organes de structure semblable, fait des liquides de nature différente doués de qualités particulières. C'est un phénomène qu'on ne saurait concevoir sans un mouvement moléculaire particulier. Ces mouvements varient dans chaque organe, et l'activité des glandes sécrétoires, comme la constitution des humeurs, diffère d'après la nature des excitants et le but de la fonction. Les trois glandes salivaires, le pancréas et la glande mammaire, sont des glandes en grappe dont les conduits, tapissés par un épithélium pavimenteux semblable, sécrètent des liquides différents. L'une donne du lait, l'autre un suc ayant le pouvoir d'émulsionner les graisses ; les autres enfin sécrètent de la salive nécessaire à la conversion en glycose de la matière amylacée de nos aliments.

L.

Le mouvement corpusculaire vital (autocinésie) diffère du mouvement physique des atomes connu sous le nom de *mouvements browniens*. Il s'arrête par les poisons.—Tiedemann. — Force propulsive de Kielmeyer, de Wolff.

L'autocinésie qui s'observe dans les globules du sang des animaux, dans certains sucs végétaux tels que ceux du *Chara vulgaris*, dans les spermatozoïdes, s'observe aussi dans les œufs ou gemmes de quelques polypiers (*Lobularia digitata*, *Gorgonia verrucosa*), dans quelques conferves, dans le pollen de quelques plantes dont les coques crèvent dans l'eau (Malvacées). Brongniart considère ces corpuscules comme des corpuscules spermatiques analogues aux spermatozoïdes.

Tous ces mouvements sont l'effet de la vie, et diffèrent de ceux que R. Brown a découverts dans les corps très divisés mis dans l'eau. Les premiers ont quelque chose de particulier, et s'arrêtent par l'opium, les acides, les réactifs, tandis que les autres ne sont arrêtés par rien et dépendent de l'évaporation du liquide, de l'attraction des molécules et des courants du liquide. Ils résultent des forces mortes ou physiques.

Les mouvements du suc nourricier des végétaux et des animaux, des gemmes, des spermatozoïdes et des conferves sont des mouvements vitaux. « Ces » globules exécutent des mouvements dont la direc- » tion est vraisemblablement déterminée par les » actes de formation et de nutrition des parties » solides et par l'attraction que ces dernières exer- » cent (1). »

Il est certain que, chez les embryons, lors de la première apparition du sang, le mouvement de ce liquide doit être attribué à une activité propre des globules. Dans la production des vaisseaux de nouvelle formation, au milieu des exsudations fibrineuses morbides, ce sont aussi les globules du sang qui, par la direction de leurs mouvements à travers la fibrine épanchée, tracent les nouvelles communications vasculaires. Ce sont eux qui font leurs vaisseaux, et non pas les vaisseaux qui se créent pour faire circuler les globules. Il y a, dans ces globules, premiers produits de l'activité vitale, et qui précèdent le développement des êtres et des actes nécessaires à leur accroissement, une motilité que n'expliquent point la structure ni aucun principe de la mécanique. Doués d'impressibilité dès l'instant de leur apparition, leurs mouvements s'en ressentent et sont excités ou ralentis par les agents qui n'ont aucune action sur les *mouvements browniens* des corpuscules inorganiques.

On ignore la cause physique de ces mouvements,

(1) Tiedemann, p. 384.

qui sont peut-être le résultat d'une contraction inappréciable de la matière organique. Dutrochet les explique par l'endosmose et l'exosmose, produisant des courants électriques, et Kielmeyer, par l'existence d'une force particulière, dite propulsive, que C. F. Wolff admettait déjà.

LI.

L'autocinésie ayant aidé à la formation des tissus et des organes, il en résulte des mouvements d'ensemble connus sous le nom de *contractilité organique*. Cette contractilité varie suivant la nature des tissus.

Au mouvement qui existe comme manifestation et agent de la vie dans les éléments des liquides et dans les solides d'un corps vivant, indépendamment de la structure des parties, se rattache la *contractilité des divers tissus* en rapport avec leur structure et leurs propriétés vitales. C'est la *contractilité organique*, c'est-à-dire la propriété qu'ont les solides de se mouvoir, de se raccourcir et de se contracter sous l'influence des actions extérieures. Essentiellement *active*, elle cesse après la mort et se distingue de l'*élasticité*, *force morte*, entièrement passive, due à une sorte d'effet mécanique, et qui persiste dans les corps privés de vie tant que la putréfaction n'a pas détruit leur texture.

Elle diffère dans les végétaux et dans les animaux, car elle est en rapport avec la texture des parties, leurs propriétés vitales et la nature des excitants qui la produisent.

Contractilité musculaire.

La contractilité musculaire est la propriété qu'ont les muscles de se raccourcir sous l'influence des excitants ; c'est une propriété de tissu. Haller lui a improprement donné le nom d'*irritabilité*, attribut de toute partie vivante, en détournant la signification de ce mot de façon à jeter la confusion dans le langage.

Les faisceaux et les fibres musculaires, fixés à des os, à des coquilles, se raccourcissent en se durcissant, et paraissent plus épais à leur partie moyenne. Les muscles creux effacent la cavité qu'ils constituent ; puis, la contraction passée, ils reprennent leur souplesse et leur force ordinaire Tout muscle mis quelque temps en contraction par un stimulant *finit par se relâcher*. Ce n'est pas là une simple propriété de tissu, puisque, dans ce cas, sans changer de texture, le muscle perd sa propriété contractile ; il lui faut donc autre chose pour se contracter, et ce quelque chose, c'est l'influence vivante du système nerveux. Donc le muscle, en tant que muscle, n'a qu'une partie de la force de contractilité. Haller a soutenu le contraire en disant qu'un muscle séparé du corps restait contractile ; mais ce muscle conserve toujours quelques filets nerveux qui, aussi bien que le muscle, ne meurent pas tout de suite et agissent comme stimulant intérieur. Si le muscle a son bout de nerf et qu'on irrite ce nerf, la contraction se produit tout comme lorsqu'on irrite le muscle; en outre, si l'on narcotise le cordon nerveux, on fait disparaître sa propriété contractile. Haller a donc eu tort de nier l'action des nerfs sur la contractilité musculaire; elle existe, et il faut admettre aussi, dans le muscle, une contractilité spéciale en rapport avec sa texture.

Les excitations nerveuses, l'influence de la volonté, la stimulation des humeurs, se transmettent à tous les muscles par le système nerveux central ou les cordons nerveux qui sont autant de petits centres.

La contractilité musculaire repose sur la constitution et la composition des muscles au moment de la formation. Sa persistance dépend de la nutrition et de l'action nerveuse, et elle peut être anéantie par les poisons.

On ignore le mécanisme d'après lequel agit cette force.

La contractilité musculaire n'appartient qu'aux animaux vivants, et n'existe pas dans les plantes, où il n'y a pas de muscles ni rien d'analogue aux nerfs; elle est l'instrument du mouvement volontaire et le moyen d'accomplissement des fonctions nutritives, respiratoires, c'est-à-dire de toutes les fonctions nécessaires à la conservation de l'individu.

Contractilité des infusoires et des animaux gélatineux.

Les mouvements des infusoires, des polypes d'eau douce et de mer, des méduses et de quelques entozoaires résultent de la contraction et de l'expansion des tissus provoquées par les impressions extérieures, chimiques, mécaniques ou électriques. Sans appareil nerveux et doués d'une activité spéciale intérieure, ils changent de place en nageant ou en rampant. Exemples : les volvoces, les cyclidées, les rotifères, les méduses, etc. Certains infusoires se jettent sur d'autres et nous montrent des phénomènes curieux de volonté, de ruse et de contractilité sur des êtres dépourvus de structure appréciable. Ainsi des infusoires se jettent sur les paramécies, s'y cramponnent et s'y trouvent bientôt emprisonnés, parce que la paramécie se déprime, se gonfle au pourtour, et les renferme bientôt dans son intérieur, où ils déposent leurs germes, de façon à multiplier en proportion considérable.

Les polypes d'eau douce prennent les animaux avec leurs tentacules et les introduisent dans leur estomac; mais si l'animal veut ressortir, le polype le maintient avec ses bras jusqu'à ce qu'il soit digéré, et son bras échappe à la digestion. On voit quelquefois le polype remettre à plusieurs reprises un animal introduit dans l'estomac, et qui s'en était échappé. C'est alors qu'il le maintient tout le temps nécessaire à sa digestion.

Quand on coupe le fond du polype, on le voit introduire, par un bout, des animaux qui ressortent par l'autre, et cela indéfiniment : c'est le *tonneau des Danaïdes*.

D'autres polypes fixés à une souche commune, immobile, calcaire (vorticelles, sertulaires, madrépores, gorgones), ne peuvent changer de place, mais allongent leurs appendices dans ces directions variées, et par un phénomène d'*activité* intérieure, se servent de leurs bras ou tentacules pour saisir leur nourriture et la porter à la bouche : c'est la *contractilité des animaux gélatineux*.

Contractilité des conferves, trémelles et oscillatoires.

Ces êtres présentent de faibles mouvements de lent abaissement et de redressement, de balancement, d'entortillement, ou de torsion en spirale de leurs filaments. Leurs mouvements sont accélérés par le soleil et la chaleur, ralentis par le froid et le petit jour, arrêtés par les acides, les alcalis et l'alcool. Ils sont donc impressibles, excitables, et ces mouvements sont vitaux et distincts des mouvements browniens; ils semblent pourtant être le résultat des agents extérieurs plus que d'une activité spontanée intérieure, comme celle des animaux gélatineux ; ils sont un effet de la réaction contre les agents du dehors. Ce mode de motilité organique est la *contractilité végétale des plantes les plus simples.*

Contractilité du tissu cellulaire, des vaisseaux et autres tissus non musculaires; des animaux à organisation plus compliquée.

Des mouvements faibles et lents, insensibles à l'œil, ont lieu dans un grand nombre de parties animales qui n'ont pas de muscles ; ils se produisent dans le tissu cellulaire, et toutes les membranes dont il fait la base ; dans le derme, dans les séreuses, dans les vaisseaux sanguins et lymphatiques, dans les conduits excréteurs des glandes, etc. Ces tissus peuvent se contracter, se raccourcir et revenir sur eux-mêmes lorsqu'ils ont été distendus et que la cause de la distension a cessé. Les veines, les chylifères, se contractent. Il en est de même du péritoine, distendu avec la vessie ou les intestins, et qui revient sur lui-même sans se plisser ; de la plèvre soulevée par l'emphysème sous-pleural, des enveloppes de la rate, etc. Ce n'est pas en vertu d'une élasticité morte que se produisent ces contractions, ainsi que l'a soutenu Haller pour mieux établir son *irritabilité* spéciale aux muscles, car, quoi qu'ait dit le célèbre physiologiste, cette sorte de contractilité cesse après la mort, ou même pendant la vie, quand la nutrition est assez gravement altérée, comme dans le choléra. Jamais, après la mort, les bords d'une incision superficielle, ni les bouts d'un conduit excréteur, ne s'écartent comme chez les animaux blessés.

Zimmermann attribue cette sorte de contractilité à une action musculaire, parce qu'on peut la produire par des acides, comme on la produit dans les muscles; mais l'induction n'est pas légitime, car ces substances agissent de la même manière pendant la vie et après la mort, et n'opèrent qu'une action de racornissement.

Une excitation modérée fait contracter les vaisseaux, une excitation excessive les fait dilater. Henle croit que l'excitation *paralyse* les vaisseaux. Cela est vrai, et on le démontre, d'une part, par les effets de la fatigue excessive ou d'une longue station verticale, qui, chez l'homme, amènent le gonflement des jambes, par un violent travail manuel qui enfle les mains, et de l'autre par les effets de la section du grand sympathique cervical, qui rougit et échauffe les parties de la tête entre lesquelles il se distribue et où il se termine (1).

Les vaisseaux ne peuvent physiquement pas faire appel au sang; ils ne peuvent que se dilater passivement ou se contracter pour chasser le liquide. En faisant, au moyen d'un bâton mousse à son

(1) Cl. Bernard, *Leçons sur la physiologie et la pathologie du système nerveux*. Paris, 1858, page 512.

extrémité, une friction légère sur le dos de la main, on produit sur la peau une rayure blanche, et par une friction plus forte, une rayure rouge entre deux blanches.

Cette contractilité est la *tonicité*, ou mouvement tonique vital de Stahl, Whytt, Bordeu, Cullen, Grimaud, Barthez, Chaussier, Blumenbach, Bichat. La mort générale ne détruit pas cette propriété inhérente aux organes, tant que la putréfaction ne les éteint pas; cependant son énergie est accrue par la vie: Bichat l'appelait *contractilité organique insensible*. Par elle se réalisent les différents actes de la nutrition et de la sécrétion; d'abord, la marche du sang qui parcourt les organes en traversant les capillaires, et enfin l'expulsion de certaines humeurs dans les petites glandes où elles ont été formées.

Tiedemann regarde comme inadmissible la persistance de cette propriété après la mort; ce n'est pour lui que de l'élasticité. Cependant qu'est la pousse des cheveux et des ongles, l'expulsion des liquides de la glande lacrymale, de l'intestin, etc.?

Cette forme de contractilité, qui n'est ni l'élasticité ni la contractilité musculaire, est la *tonicité* ou *contractilité* des organes non musculaires; elle n'est pas mise en jeu par les excitants ni par l'électricité; elle est exaltée par la chaleur, le froid, la lumière; elle varie avec l'âge, l'état de nutrition et les maladies qui ont amené la mort.

C'est elle qui facilite la circulation des vaisseaux lymphatiques, des artères, des veines et des capillaires même contre la pesanteur, l'excrétion dans les conduits des glandes, etc. De son activité ou de sa force dépendent la mollesse des tissus, la nonchalance organique, le lymphatisme, l'énergie vitale et la réaction inconsciente contre les influences morbifiques.

Contractilité des végétaux vasculaires.

Toutes les plantes vasculaires sont douées de l'*impressibilité*. Les impressions de l'extérieur les sollicitent aux mouvements intérieurs nécessaires à la nutrition. Les vaisseaux qui absorbent la séve dans les racines et la conduisent aux feuilles à travers la tige, ceux qui ramènent le suc nourricier préparé par la respiration, sont doués de faculté contractile vivante. Exemple : l'écoulement copieux de la séve par la section de la tige ou des branches. Barbieri dit même avoir vu la contraction de ces vaisseaux. En outre, la vélocité du cours de la séve est accrue par des causes qui n'ont rien de mécanique. Exemple : le contact du doigt sur les calices d'une laitue à sa floraison. Son cours peut être ralenti par quelques poisons (Goeppert), et l'acide prussique où l'on plonge des tiges d'*Euphorbia villosa*, de *Chelidonium majus*, de *Lactuca perennis*, etc., empêche entièrement le suc de couler.

Le mouvement de la séve a donc quelque chose de vital, et il n'est pas, comme l'a dit Dutrochet (1), un simple et unique effet d'endosmose. Les mouvements des feuilles sont aussi l'effet d'un certain degré de contractilité du tissu cellulaire et des vaisseaux ajouté à ceux de l'évaporation de la séve, ou à ses changements de cours sous l'influence de la lumière. Ils sont anéantis par les poisons, par l'eau de laurier-cerise, par l'acide prussique, l'opium, la noix vomique qu'on fait absorber par les racines (Zeller, Goeppert).

Les mouvements de la sensitive, qui résultent d'un changement dans l'afflux de la séve et dans le degré de turgescence des conduits des pétioles, paraissent occasionnés par la contraction des vaisseaux séveux et du tissu cellulaire sous l'influence des impressions stimulantes ; elles cessent par l'opium qu'absorbent les racines, les feuilles ou les renflements pétiolaires.

Les mouvements des feuilles aux différentes époques de la journée dépendent aussi d'un changement du cours de la séve occasionné dans les vaisseaux séreux par les puissances excitantes, assez souvent par la lumière. Ainsi s'expliquent les mouvements quotidiens et nocturnes des feuilles de certains arbres poétiquement considérés comme le

(1) *Mémoire sur les animaux et sur les végétaux.*

résultat d'un véritable sommeil. Toutes les mimosées *dorment* la nuit, et, pendant le jour, elles ont leurs folioles redressées vers le ciel. Après le coucher du soleil, ces folioles restent pendantes et s'abaissent vers la terre. La sensitive fait de même; mais ce qu'il y a de curieux dnas ces végétaux, c'est qu'on les empêche de dormir au moyen de la lumière artificielle. De Candolle raconte qu'un bec de gaz mis, à Montpellier, devant un *Mimosa*, l'a empêché de dormir. M. Moquin-Tandon a vu la même chose dans un jardin près de l'Esplanade, sur un *Acacia* placé près d'une lanterne. *Cet arbre ne dormait plus.*

L'oscillation du *sainfoin*, le mouvement floral de l'*épine-vinette*, les *vrilles*, qui se rapprochent des corps solides et s'y cramponnent; le *Dionæa muscipula*, qui met en prison et perce des dards de ses feuilles l'insecte attiré par son suc mielleux, etc., sont des mouvements de même nature produits par des causes différentes, et, comme les autres, ils sont anéantis par l'action des poisons (Schweller, Zeller, Macaire Princeps).

Les mouvements des corolles, ceux des étamines et des anthères, du pistil et du stigmate, à la floraison, ou par l'excitation mécanique, doivent être attribués en partie à l'influence de la séve et de la turgescence qui en résulte, en partie à la contractilité vivante des tissus. Ils cessent par les applications vénéneuses.

Dans les *Stylidium* (Nouvelle-Hollande), les étamines sont soudées avec le pistil, lequel forme une colonne deux fois coudée, portant des anthères à l'extrémité libre. Au moment de la fécondation, la tige se secoue par un mouvement de va-et-vient considérable, et elle secoue ainsi son pollen sur l'ovaire.

Dans les *Campanula urticæfolia* (Brongniart), le stigmate trilobé est couvert de trois poils couverts de pollen qui, après la fécondation, rentrent dans le tissu de la plante comme les cornes du limaçon se retirent dans la tête de l'animal.

Dans les *Mimulus* et certains *Bignonia*, les lèvres du stigmate forment deux opercules qui s'ouvrent comme une corolle, et se referment dès que le pollen est tombé à l'intérieur.

Des mouvements existent également dans les corpuscules de quelques plantes. Les granulations de la *favilla* sont, ainsi que je l'ai déjà dit, agitées de mouvements qu'a fait connaître Brongniart et capables de tromper les observateurs expérimentés (1).

On sait, depuis les observations de Decaisne et Thuret, que les corpuscules fécondants de certains fucus se meuvent à l'aide de cils vibratiles, à la manière des infusoires (2).

(1) Quatrefages, p. 261.
(2) Id., *ibid.*

Les spores des algues d'eau douce sont de véritables *larves végétales*, qui, avant de se fixer, parcourent librement en tous sens la vase où on les observe, et semblent réaliser la merveille d'une métamorphose d'animal en végétal.

Dans les corolles des fleurs, il en est qui s'ouvrent à des heures toujours les mêmes ou à la même heure. Dans les cistes, la fleur s'ouvre trois heures le matin, puis se ferme et ne s'ouvre plus. La plante a terminé sa tâche et la fécondation est achevée. La marguerite des prés s'ouvre trois ou quatre jours de suite, et se ferme pour ne plus s'ouvrir. D'autres s'ouvrent à onze heures, d'autres le soir. C'est d'après l'heure où les fleurs s'épanouissent que Linné a composé ce qu'il appelait, dans son style métaphorique, l'*horloge de Flore* (1).

(1) Ainsi on voit s'épanouir en été, à Paris, entre trois et quatre heures du matin, les *Convolvulus nil* et *sepium*.

Entre quatre et cinq heures du matin, le *Tragopogon* et quelques autres chicoracées.

A cinq heures, le *Papaver nudicaule*.

Entre cinq et six, le *Momordica elaterium*, le *Lampsana communis*, le *Convolvulus tricolor*, etc.

A six heures, le *Convolvulus siculus* et plusieurs *Solanum*.

Entre six et sept, les *Sonchus*, les *Hieracium*.

De sept à huit, le *Specularia speculum*, le *Cucumis anguria*.

A huit heures, l'*Anagallis arvensis*.

Entre huit et neuf heures, le *Nolata prostrata*.

A neuf heures, le *Souci des champs*.

Il y a aussi des mouvements dans les capsules de plusieurs plantes (cardamine, etc.), qui éclatent à maturité quand on les touche, de façon à lancer leurs graines au loin, et dont les segments se roulent en spirale; c'est un effet d'élasticité auquel s'ajoute une contractilité vitale du tissu cellulaire, qu'on anéantit par les poisons (Carradori, Goeppert). Les graines elles-mêmes ont quelquefois des mouvements singuliers appropriés à leur dissémination.

Une espèce de *géranium* a son fruit qui s'ouvre, se tourne en spirale, tombe dans la terre, où elle entre à pas de vis. Les végétaux possèdent donc une *impressibilité* et une *motilité* vitale avec phénomènes de contractilité organique. Ce n'est pas l'irritabilité hallérienne, puisque nulle part il n'y a, dans les végétaux, des fibres comparables à la fibre

De neuf à dix heures, la *Glaciale*.

De dix à onze, le *Mesembrianthemum nodiflorum*.

A onze heures, le *Pourpier*, l'*Ornithogalum umbellatum*, appelé Dame d'onze heures.

A midi, la plupart des ficoïdes.

Entre cinq et six heures du soir, le *Silene noctiflora*.

Entre six et sept, la *Belle-de-nuit*.

Entre sept et huit, le *Cereus grandiflorus*, le *Ficoïde noctiflore*, etc.

Enfin, à dix heures du soir, le *Convolvulus purpureus*, que les jardiniers ont nommé *Belle-de-jour*, sans doute parce qu'ils le trouvaient toujours ouvert avant leur lever.

(Linné, *Philos. bot.*, edit. Vindobonæ, 1763, p. 278. — De Candolle, *Physiologie*, t. II, p. 484).

musculaire des animaux; elle a sa source dans le mode de nutrition des tissus, et elle est l'analogue de la contractilité du tissu cellulaire et des parties non musculaires des animaux, si elle n'est identique avec elles.

Cette *impressibilité* et cette *contractilité* dans les végétaux ont des degrés qui se révèlent par des manifestations différentes; elles sont modifiées par l'état de développement des plantes, par l'époque du jour et de l'année, par la température, par l'intensité de la lumière, par la composition de l'air, et enfin par la nature des aliments absorbés dans le sol.

Les poisons et l'étincelle électrique les anéantissent.

Ce sont des mouvements automatiques instinctifs, aveugles, et relatifs aux différents actes de la formation, du développement, de la nutrition et de la génération des plantes. Nul végétal ne se meut spontanément et volontairement par suite d'une excitation comparable à la stimulation nerveuse des animaux, venant de son intérieur; et la cessation des mouvements est toujours le résultat des influences extérieures.

CHAPITRE III.

DE LA PROMORPHOSE.

LII.

Définition.

La promorphose est un attribut de la vie en vertu duquel s'opère et se maintient la forme des êtres animés. Ainsi que je l'ai déjà fait connaître dans mes considérations sur la vie en général, c'est la constitution et la permanence de la forme à travers la rénovation continuelle de la substance des corps vivants.

Après avoir subi l'impression vitale fécondante, la matière des germes, désormais active, douée de mouvement, s'agite pour prendre une forme arrêtée d'avance et déterminée par les lois de l'espèce. Principes immédiats, granulations moléculaires, cellules, tissus et organes, tous obéissent à un entraînement nécessaire qui favorise la production et le maintien d'une forme constante à peu près invariable.

De même qu'on dit quelquefois *procréation*, *prescience*, *préoccupation*, *providence*, etc., pour indiquer une puissance de génération, de savoir et de vue antérieurs à l'effet produit, on peut désigner l'action prescienté de la vie sur la forme des êtres qu'elle procrée sous le nom de *force de formation* ou de *promorphose*. Cette promorphose constitue l'un des trois attributs de la vie. Elle se manifeste au même instant que l'*autocinésie* et que l'*impressibilité*. On ne les comprend pas l'une sans l'autre, car elles n'ont pas d'existence distincte indépendante. Ce sont trois facultés du principe indivisible de la vie, et l'analyse seule permet de les distinguer. Celle-ci est la force active du germe et de toutes les parties de l'être vivant. Dans les solides, cette force retient les matériaux du suc nourricier pour les convertir à leur propre substance en leur donnant les mêmes propriétés vitales et organiques. Elle est manifeste dans les humeurs qui portent les matériaux de la vie ou qui aident à leur assimilation. Toutes les parties d'un végétal ou d'un animal se nourrissent par son influence. C'est elle, enfin, qui maintient le type des races, des genres et des espèces vivantes à travers la rénovation continuelle de la substance dans chaque individu et au milieu des mélanges sans nombre que la nécessité, le hasard ou l'intérêt produisent au sein de la nature.

On l'a considérée comme une émanation de l'*âme du monde* de Platon, ce que les traducteurs ont appelé *natura naturans*, véritable force absolue ou divine. Galien l'appelait *force de formation, de nutrition et d'accroissement*, *facultas formatrix*, *nutrix*, *auctrix*, en lui donnant une signification différente de la mienne. C'est elle, sans doute, que van Helmont désignait sous le nom de *blas humanum;* Bacon l'a appelée *motus assimilationis* (1) ; Harvey, *facultas vegetativa.* C'est la *puissance du moule intérieur* de Buffon, la *vis essentialis* de Wolf, le *nisus formativus* de Blumenbach, la *force de formation* de Tiedemann, et enfin la *force morphoplastique* de M. Flourens dans son remarquable livre sur la vie (2).

LIII.

La promorphose a été signalée par Ovide, Buffon, Cuvier, Weyland, de Quatrefages, Flourens, etc. Citations à cet égard. — Rénovation de la substance de tous les êtres vivants.

Quel que soit le nom donné au phénomène, tous les physiologistes sont d'accord pour reconnaître qu'il existe une force chargée de maintenir plus ou moins longtemps la forme des corps vivants au moyen de l'activité organique.

En effet, dès que la vie passée *en acte* a transformé la matière et lui a communiqué une forme d'être vivant, elle continue sa création par des manifesta-

(1) *Nov. Org.*, liv. II, n° 48.
(2) Flourens, *De la vie et de l'intelligence*, p. 12.

tions continuelles d'activité destinées à l'entretien de son œuvre. Au milieu des rapides changements qui s'opèrent dans le corps soumis à un renouvellement continu de sa substance matérielle, elle se conserve en vertu de son activité propre. « Ce qu'il y a de plus constant, de plus inaltérable dans la nature, c'est l'empreinte ou le moule de chaque espèce, tant dans les animaux que dans les végétaux ; ce qu'il y a de plus variable et de plus corruptible, c'est la substance qui les compose. » (Buffon.)

Cuvier a développé la même idée en d'autres termes : « Dans les corps vivants aucune molécule ne reste en place, toutes entrent et sortent successivement ; la vie est un tourbillon continuel dont la direction, toute compliquée qu'elle est, demeure constante, ainsi que l'espèce des molécules qui y sont entraînées, mais non les molécules individuelles elles-mêmes ; au contraire, la matière actuelle du corps vivant n'y sera bientôt plus, et cependant elle est dépositaire de la force qui contraindra la matière future à marcher dans le même sens qu'elle. Ainsi la forme de ces corps leur est plus essentielle que leur matière, puisque celle-ci change sans cesse, tandis que l'autre se conserve (1). »

(1) *Rapport sur les sciences naturelles*, p. 100.

Ailleurs il dit encore (1) :

« Si pour nous faire une idée juste de l'essence » de la vie, nous la considérons dans les êtres où ses » effets sont les plus simples, nous apercevons » promptement qu'elle consiste dans la faculté de » durer pendant un temps, et sous une forme dé- » terminée, en attirant sans cesse dans leur compo- » sition une partie des substances environnantes et » en rendant aux éléments une portion de leur » propre substance. La vie est donc un tourbillon » plus ou moins rapide, plus ou moins compli- » qué. »

En effet, dès que ce mouvement de nutrition s'arrête, la composition, la configuration, l'organisation et l'activité des corps cèdent aux influences de l'affinité chimique, et le corps se décompose.

La même pensée se trouve dans Weyland, à propos des différences qu'il cherche à établir entre les corps bruts et les corps vivants (2) :

« Dans tout organisme la forme l'emporte sur la » matière. La forme est la partie constitutive de » l'organisme ; la matière n'en est que le véhicule » dans lequel se manifeste la force ou l'intensité de » la forme. La forme est la chose principale, la » matière ou le mélange n'est que l'accessoire. Au

(1) *Règne animal*, t. I, p. 12.

(2) *Principes de physiologie, d'après la nouvelle philosophie de la nature.*

» contraire, dans le monde physique ou chimique
» le mélange est la chose principale et la forme est
» accessoire ou indifférente. Ainsi, dans les êtres
» vivants, point de formes géométriques pures,
» point de scrupuleuses rectilignes, point de ces
» curvilignes rigoureuses qui président au monde
» physique ; mais partout des formes libres, ingé-
» nieuses et d'une savante irrégularité, comme si
» une main artistique les avait tracées; partout des
» traits légers, onduleux, expirants, des traits qui
» semblent fuir le joug d'une géométrie vulgaire et
» ne suivre que de loin les lois du type mathéma-
» tique. »

De nos jours, le savant naturaliste de Quatrefages a soutenu la même opinion par d'autres arguments :

« Un animal ou un végétal, dans une balance, ne
» peut être équilibré complétement. A peine croit-
» on avoir fait cet équilibre, que le plateau où est le
» corps vivant s'élève, et toujours s'abaisse celui où
» sont les poids. Donc, à chaque instant de leur
» vie, ils perdent quelque chose de leur substance. »

Il est donc certain que dans les êtres vivants la matière change et se renouvelle sans cesse, et que seule la puissance qui en dirige les éléments et la forme reste immuable. Il y a donc dans les tissus un double mouvement d'apport et de déport qui ne s'arrête qu'avec la vie. C'est la loi première du monde vivant et la condition de l'harmonie dans la nature.

> ..... Requieque sine ulla
> Corpora vertuntur, nec quod fuimusve sumusve
> Cras erimus (1).....

En voici des preuves plus directes tirées des belles expériences de M. Flourens sur la formation des os. Ce savant physiologiste, utilisant la propriété que possède la garance mêlée aux aliments de teindre les os en rouge, a soumis alternativement pendant un mois au régime de la garance et au régime ordinaire de jeunes chiens qu'il a ensuite sacrifiés pour en étudier les os. Ce qu'il a vu confirme ce que nous savons *du maintien de la forme des organes, malgré la rénovation continuelle de la matière qui les compose*, rénovation d'autant plus rapide que les animaux sont plus jeunes, car à un âge plus avancé ce mouvement se ralentit considérablement. Au bout de quatre mois, le corps des os longs de ces jeunes chiens était composé de deux espèces de couches : les unes rouges, colorées par la garance, et les autres blanches, de tissu osseux normal, placées concentriquement les unes autour des autres. Au centre se trouvait une couche blanche d'os normal formé pendant le temps du régime ordinaire, puis

(1) Ovide, *Métamorphoses*, XV.

un cercle rouge d'os coloré formé pendant le temps du régime de garance, puis un cercle blanc, puis un cercle rouge. Un peu plus tard, le cercle blanc situé à l'intérieur de l'os disparaît par absorption, et est remplacé par un cercle rouge, qui disparaît à son tour, fait place à un cercle blanc, et enfin au dernier cercle rouge, qui pénètre ainsi de l'extérieur à l'intérieur de l'os et disparaît en laissant l'os entièrement blanc. Il est évident que tous ces cercles osseux, blancs et rouges, successivement absorbés, ont fait place à un nouvel os formé après la cessation du régime de la garance, et que dans ces cas il y a eu rénovation complète de la matière de l'os dans sa grosseur.

Il en est de même pour la formation des os en longueur. M. Flourens a démontré que les extrémités de l'os, successivement *rouges* ou *blanches* pendant le temps du régime à la garance, perdent tour à tour cette coloration. Par conséquent, la matière de l'os change et se renouvelle dans sa totalité.

Pour rendre ses expériences encore plus concluantes, M. Flourens a voulu en varier la forme. Il a entouré l'os d'un jeune pigeon d'un anneau de fil de platine, et peu à peu l'anneau s'est recouvert de couches d'os nouveau, pendant que les couches placées au-dessous du fil et résorbées, ont permis à l'anneau de platine de passer à l'intérieur de l'os, dans le canal médullaire.

Chez d'autres jeunes animaux, M. Flourens a placé une petite lame mince de platine, extrêmement légère, sous le périoste d'un os long. Peu à peu cette lame a été recouverte de couches osseuses, et de l'extérieur de l'os, elle s'est trouvée à la fin dans le canal médullaire, par suite de la disparition des couches d'os sur lesquelles elle reposait.

Comme celles de Duhamel, communiquées en 1740 à l'Académie des sciences, ces expériences sont décisives, et elles ont de plus le mérite particulier de démontrer le rôle du périoste dans la formation du tissu osseux.

Il y a encore un fait bien curieux, et qui prouve le fait de cette rénovation de la substance des corps vivants, c'est la *migration des corps étrangers perdus dans les tissus*. Une aiguille, une balle, etc., placées dans le poumon, dans l'épaisseur d'un membre, etc., y séjournent plus ou moins longtemps; elles se promènent et viennent à l'extérieur, quelquefois très loin de l'endroit de leur entrée. Cela ne s'explique qu'en admettant la disparition des molécules du corps vivant, et le cheminement du corps étranger prenant la place des parties disparues. Ainsi dans un verre plein de sable s'écoulant par un orifice inférieur microscopique, on voit un corps étranger, placé superficiellement, arriver par degrés dans la partie inférieure du sable.

LIV.

La promorphose est encore démontrée par les métamorphoses des champignons comestibles, des méduses, de quelques entozoaires, des insectes, de quelques annélides, surtout de la térébelle, des batraciens, etc.

Des faits extrêmement nombreux, et pour la plupart connus de toute l'antiquité, démontrent d'une façon différente, mais non moins péremptoire, cette rénovation de la matière des êtres sous l'influence d'une force spéciale et immuable. Ils sont relatifs aux métamorphoses de certains champignons, de quelques polypes, de plusieurs entozoaires, des annélides, des insectes, des batraciens. Le champignon comestible ne se développe pas sous la forme qu'il présente sur nos tables. Il commence par n'être qu'une *spore*, qui se convertit en *mycélium*, susceptible de se reproduire par bourgeons adhérents ou libres, formant plus tard des champignons comestibles.

Des phénomènes semblables se produisent à l'occasion du développement des méduses sur les tiges d'un polypier. Voici, d'après M. de Quatrefages, comment s'accomplit leur métamorphose (1) :

« L'œuf d'une méduse donne d'abord naissance à

(1) *Souvenirs d'un naturaliste*, p. 260.

une larve ovoïde ciliée, très semblable à certains infusoires. Après avoir joui quelque temps de sa liberté, cette larve se fixe, se déforme, s'allonge, et devient une tige de polypier hydraire, sur laquelle pousse, comme autant de feuilles, un nombre indéterminé de polypes bien caractérisés. Puis, un beau jour, sur cette même tige, naissent de nouveaux bourgeons, qui, au lieu de présenter la forme des polypes, prennent peu à peu les caractères des méduses. D'abord adhérents, ces bourgeons se détachent enfin, et de *polypes*, devenus de véritables *acalèphes*, ils abandonnent leurs frères fixés, et commencent leur vie vagabonde, tandis que le polypier qui leur donna naissance continue à végéter sur place et à pousser de nouveaux *polypes*.

» Ainsi, chez les rayonnés qui nous occupent, un seul et même germe, après s'être modifié une première fois, semble devenir l'origine de deux sortes d'animaux entièrement dissemblables, et dont les uns, toujours enchaînés au rocher qui les vit naître, mettent pour ainsi dire en commun une portion de leur individualité, tandis que les autres, libres et isolés, jouissent d'une vie complétement indépendante.

» Qui ne crierait au prodige, s'il voyait d'un œuf de poule, dans sa basse-cour, sortir un reptile qui enfanterait ensuite un nombre indéterminé de poissons et d'oiseaux? Eh bien! la génération des méduses est pour le moins aussi merveilleuse que le fait, en apparence incroyable, que nous venons de supposer.

» Ces faits montrent encore ce qu'il y a d'inexact dans les notions généralement admises sur la nature de l'*espèce*. Toute sa définition repose sur la ressemblance des individus. Chez les syllis cependant, et chez les méduses, elle n'existe ni entre les fils, ni entre les parents, ni même entre les frères.

» L'idée toute biologique de la succession des êtres devra donc être substituée dorénavant à l'idée toute morphologique d'identité dans leurs caractères (1). »

Voici maintenant ce qui se passe dans quelques annélides, dont les métamorphoses sont, jusqu'à un certain point, comparables avec celles des insectes.

« La grande *térébelle nébuleuse*, si bien étudiée par M. Edwards, longue de six à sept pouces, commence par n'être qu'une petite larve arrondie, hérissée de toutes parts de cils vibratiles. Tout semble homogène dans cet embryon microscopique. On n'y distingue aucun muscle, et pourtant il se contracte en tout sens, se ramasse en boule, s'aplatit, et prend toute espèce de forme. Il ressemble à un ver lisse, appartenant aux *némertes*, puis des anneaux se prononcent et montrent un annelé à corps partagé en segments. Dans cet état, il rappelle la fo me exté-

(1) De Quatrefages, p. 254.

rieure des sangsues, mais des soies se montrent sur les côtés. Le jeune être serait-il donc voisin des *vers* de terre ou des *naïs*, qui ont des anneaux distincts, des soies, et pas de pieds? Non, car voici des mamelons qui font saillie sur les flancs de chaque segment.

L'embryon appartient au groupe desa nnélides proprement dites. Reste à savoir s'il parcourra la plage, sa patrie, sous la forme d'*annélide errante*, ou si, confiné dans un tube étroit, il mènera la vie retirée d'une tubicole. Ce dernier doute ne tarde pas à cesser. Un petit tubercule se montre en avant du front, s'allonge et commence à jouer le rôle dévolu aux filaments extensibles dont nous avons parlé. D'autres appendices semblables naissent à côté du premier. « Dès ce moment, l'animal, pourvu des organes nécessaires pour assurer ses rapports avec le monde extérieur, s'entoure d'un tube, et commence sa vie de cénobite.

» L'embryon a d'abord pris la forme d'*annelé*, et est devenu ensuite *annelé* à corps segmenté, puis annélide proprement dite, puis un tubicole (1). »

Que d'entozoaires de semblable espèce, quoique doués de formes différentes, et dont les métamorphoses nous ont été révélées par Küchenmeister et van Beneden ! Ainsi les *cystoïdes* offrent, dans leur

(1) De Quatrefages, *loc. cit.*, t. II, p. 46.

développement, des formes transitoires en rapport avec le changement de milieu. Le *cysticerque*, ver simple et agame, devient rubanaire en passant dans le tube digestif d'un autre animal, et dès qu'il a ainsi perdu sa forme transitoire pour prendre sa forme définitive, il pond des œufs qui refont le *cysticerque*.

Küchenmeister a fait avaler à une femme condamnée à mort pour assassinat soixante-quinze *cysticerques* de porc dans ses aliments, douze, vingt-quatre, trente-six et quatre-vingt-quatre heures avant sa mort. L'autopsie, faite quarante-huit heures après l'exécution, permit de voir *quatre petits ténias* garnis de crochets dans le duodénum, et *six autres jeunes ténias* sans crochets, dans l'eau qui avait servi à laver les intestins. Le cysticerque du tissu cellulaire des porcs devient donc le ténia, lorsqu'il est placé dans les voies digestives de l'homme. C'est un fait vérifié par Leuckart sur un jeune homme qui se prêta à l'expérience, et se donna le ténia; par A. Humbert (de Genève), sur lui-même, et des œufs de ténia donnés à des porcs ont produit la *ladrerie*, c'est-à-dire une maladie caractérisée par la présence de milliers de cysticerques dans le tissu cellulaire.

Ce qu'on a observé chez l'homme se remarque chez les animaux. Ainsi le *schistocéphale dimorphe*, qui vit dans les poissons dits *épinoches*, est très petit et n'a pas d'organes sexuels; mais quand avec l'épinoche il est avalé par un canard, alors dans ce nouveau milieu il devient un animal complet très gros, et ses organes sexuels se développent.

Beaucoup de poissons, d'après M. van Beneden, renferment de petits entozoaires appelés *scolex*, n'ayant ni crochets, ni trompes, ni organes sexuels. Plus tard, les scolex présentent quatre trompes céphaliques manifestement échinulées; ce sont alors des *tétrarhynques*. Ceux-ci restent dans leur coque jusqu'à ce que le poisson dans les entrailles duquel ils s'abritent, soit mangé par un poisson plus volumineux. Alors le ver sort de son enveloppe, perce l'intestin du ravisseur, et va s'établir dans son mésentère. Plus tard, si le poisson est dévoré à son tour par un autre poisson plus gros, par un requin, par exemple, le vers s'allonge, *son corps se rubane*, des anneaux se dessinent, des organes sexuels s'organisent, et l'entozoaire devient un *bothriocéphale!*

Il en est de même, d'après de Siebold, pour le *ténia crassicole* du chat, qui n'est que le développement plus complet du *cysticerque fasciolaire* de la souris; du *ténia* des chiens, des cabiais, des lapins, qu'on peut produire à volonté en faisant avaler des cysticerques; où il résulte que la forme spécifique des êtres ne se réalise pas toujours à leur origine, et que l'animal met quelquefois un temps fort long pour se constituer à l'état de parfait développement.

Tout le monde connaît la métamorphose des

insectes qui commencent à l'état de larve et ne se transforment en *papillons* qu'après avoir un instant vécu à l'état de chrysalide ; mais il en est une autre observée dans les coléoptères, et qui mérite d'être citée comme une des plus remarquables, je veux parler du changement de forme des *méloïdes* (1). Ces coléoptères, qui vivent dans les cellules des abeilles, *subissent sept métamorphoses* sans perdre leur identité. Ils déposent leurs œufs, d'où sort une larve qu'on nomme le *pou* des abeilles, et qui se fixe au corps des mâles. A cette larve succède un globule blanc de 2 à 12 millimètres, qui donne successivement naissance à *Trois espèces de nymphes* dont la dernière engendre le *Sitaris humeralis*.

Viennent enfin les changements de forme observés dans les batraciens, et la transformation si connue du têtard en grenouille. C'est une métamorphose qu'il est inutile de décrire.

Tous ces faits, et bien d'autres encore qu'il serait facile de citer, suffisent pour démontrer qu'il y a dans les êtres vivants une force ou puissance directrice de la *forme*, force antérieure à toute organisation, et réalisant les *formes* de cette organisation. C'est elle qui, dans chaque être végétal ou animal entièrement développé, dirige la métamorphose incessante de leurs éléments corporels sans altérer leur

(1) Fabre.

forme spécifique, et chez quelques-uns opère des métamorphoses complètes, produisant des formes transitoires avant de créer la forme définitive. Ainsi que je l'ai déjà dit, d'après Weyland, « dans tout organisme, la forme est la chose principale, la matière ou le mélange n'est que l'accessoire. »

Le médecin, averti des méprises de cet empirisme inspiré par le témoignage des sens à l'exclusion des droits de la raison, comprendra donc qu'il ne suffit pas de voir un animal, ni de le toucher, pour affirmer son identité. L'observation intelligente prouve que cela n'est pas toujours possible. Le même être peut revêtir successivement trois ou quatre formes différentes avant de prendre sa forme définitive, et ce qui offre quelquefois l'apparence des trois ou quatre espèces indépendantes et distinctes peut n'appartenir qu'à une seule, son identité se cachant ainsi sous la métamorphose de la matière.

C'est là un des plus remarquables attributs de la vie, et il est impossible de ne pas voir combien il confond par ses merveilleux effets ceux qui placent dans le seul témoignage des sens la condition du progrès des sciences naturelles.

Quoi qu'en disent certains savants un peu trop positifs, les secours de la raison dans les sciences et dans l'étude des actes de la nature ne sauraient nuire, et ne dussent-ils servir qu'à dissiper la trop grande crédulité de ceux qui croient à tout ce qu'ils sentent, à tout ce qu'ils touchent, à tout ce qu'ils voient, et enfin à tout ce qui se compte, ils rendraient de grands services à la science.

Quand l'eau courbe un bâton, ma raison le redresse,
Ma raison décide en maîtresse ;
Mes yeux, moyennant ce secours,
Ne me trompent jamais en me mentant toujours.

(LA FONTAINE.)

Démonstration pour démonstration et crédulité pour crédulité, quand il s'agit des phénomènes de la nature et de la vie, je préfère les données de l'expérience éclairée par la raison à celles qui résultent de l'observation pure et simple ou de l'expérience non raisonnée. « *Non numerandæ, sed perpendendæ sunt observationes* », a dit Morgagni. Tel est le véritable principe de l'observation ; et c'est peut-être pour l'avoir méconnu que des médecins distingués, ayant cependant l'observation pour guide et pour drapeau, ont pu nier l'hérédité de la phthisie, de la scrofule et la contagion de la fièvre typhoïde ; que Desruelles et d'autres ont nié la virulence de la syphilis ; enfin qu'on a fait trois espèces d'entozoaires du cysticerque, de l'échinocoque et du ténia, qui n'en font qu'une, etc. Sans l'aide de la raison, le témoignage des sens n'est qu'un piége où l'esprit trébuche et s'avilit.

LV.

Aussitôt après l'imprégnation de l'œuf ou du germe, la promorphose se révèle par des créations cellulaires.

Envisagée dans l'individu et dans chacune de ses parties constituantes, dans l'ovule aussitôt après son imprégnation ou la fécondation, la promorphose se manifeste par d'innombrables créations cellulaires avec ou sans noyaux, enfin par la formation de tissus identiques dans chaque espèce et déterminés à l'avance. Elle les dispose de façon à réaliser par la forme extérieure et intérieure, par la taille, par la couleur, par la saveur, par la spécialité des organes et des tissus, enfin même par la conformation présente et future, un nouvel être pourvu d'une résultante organique qui représente par moitié les forces promorphiques de ses parents. La race et l'espèce conservent ainsi leur type général, en multipliant les variétés à l'infini ; mais entre les races trop éloignées de forme, l'union des sexes reste stérile, et comme on l'a dit, *les éperviers ne couvent point des colombes*. Si par hasard l'union est féconde, c'est le nouvel être animé d'une promorphose particulière reproduisant quelques-uns des traits et des formes de ses parents qui reste stérile, et qui ne saurait perpétuer sa forme. Telle est l'histoire de la plupart des *métis* qui sont inféconds, et les faits exceptionnels qu'on peut citer de leur reproduction prouvent que ce pouvoir est limité, car il ne tarde pas à s'éteindre.

LVI.

La promorphose n'est pas une propriété de tissu, car elle est antérieure à leur apparition. — Des influences héréditaires dans la production des maladies et dans la constitution des races animales.

La promorphose est un attribut de la vie plus qu'une propriété de tissu dans les êtres vivants; elle est antérieure à l'apparition des tissus et des organes; elle se révèle dans les parties de structure opposées, et c'est elle, en sa qualité de force générale, qui préside au choix et à la composition des éléments de nature différente nécessaires à l'ensemble. Partout présente au sein de la matière vivante en évolution, elle dirige ses premiers mouvements, et il faut admettre son existence dans le germe amorphe qui se développe, avant que les futures parties de l'organisation soient réalisées, car elle lui apporte jusqu'aux difformités de ceux dont elle procède : ainsi s'opèrent la transmission de la taille, de la couleur des téguments et des yeux, le strabisme, la sexdigitation, et toutes les modifications organiques des parents; par elle s'explique la transmission des maladies héréditaires dont j'aurai à parler un peu plus loin d'une façon spéciale.

Les éleveurs connaissent mieux cet attribut de la vie que les médecins, et ses lois sont pour eux mises en pratique de la façon la plus intelligente et la plus lucrative. De ce que quelques personnes pourraient appeler une abstraction, ils ont fait la plus belle des industries. N'est-ce pas par le *croisement*, c'est-à-dire par l'emploi raisonné de la force plastique qu'on suppose exister dans la matière amorphe des germes mâle et femelle, qu'on peut à volonté créer ce qu'on appelle un riche bétail, faire des bœufs avec ou sans cornes, avec de petits os, avec peu de graisse et de gros muscles, ce qui est nécessaire à la boucherie? N'est-ce pas ainsi qu'on fait à volonté des chevaux de course remarquables par la finesse et la longueur de leurs jambes, ou des chevaux de trait si admirables par leur force? C'est ainsi qu'on crée des chiens bassets, des moutons à longue laine de mérinos, des chèvres à poil de Tibet, etc., etc.

LVII.

Par la constitution de la forme la promorphose commande l'association des éléments de la matière.

C'est la promorphose qui règle la composition des principes immédiats de la matière organique utilisée par l'être vivant. La vie, en s'incarnant dans la matière, n'y prend qu'un certain nombre de corps simples et laisse de côté la plupart des autres; de sorte que les corps inorganiques sont infiniment plus compliqués, quant au nombre de leurs éléments, que les différents individus du monde végétal ou animal. Des soixante corps simples connus jusqu'à ce jour, dix-neuf suffisent aux besoins de la vie. Ce sont parmi les métalloïdes, l'oxygène, l'hydrogène, le carbone, l'azote, le soufre, le brome, l'iode, le chlore, le fluor, et parmi les métaux, le potassium, le silicium, le calcium, l'aluminium, le fer, le cuivre, et enfin le manganèse. Mais le principal rôle, dans ces combinaisons si variées, appartient à la réunion de quatre de ces corps simples, qui sont l'oxygène, l'hydrogène, le carbone et l'azote.

La vie, en tant que puissance capable de transformer et de modifier la matière, réunit ces éléments d'une *façon immédiate* par trois, par quatre, par cinq, etc., formant ainsi des combinaisons ternaires, quaternaires, quinaires, qu'on nomme *principes immédiats*. Le carbone, l'hydrogène et l'oxygène en proportions différentes forment l'amidon, le sucre, le mucus végétal, etc. ; avec de l'azote, ils composent du gluten, de la fibrine, de l'albumine, du mucus animal, de la caséine, etc. Ce sont, d'après Thenard, Gay-Lussac, Berzelius, Liebig, Dumas, Berthelot et autres, ces réunions ternaires, quaternaires, qui donnent naissance à tous les principes immédiats du corps vivant. Dans les corps inorganiques, au contraire, il n'y a que des composés binaires.

La vie a presque uniquement le pouvoir de tirer de la matière les éléments qui lui servent à créer ces principes, base de tous les organes des corps vivants et source première des manifestations de leur activité. La chimie n'a pu réussir à en former qu'un petit nombre, et parmi eux les produits qui *cristallisent*, tandis qu'elle fait à volonté tous les composés inorganiques binaires. Vöhler a fait de l'urée, M. Berthelot a formé de l'essence de moutarde, de l'alcool et quelques autres produits chimiques de l'être vivant, mais personne n'a encore pu réussir à faire de l'amidon, de la fibrine, de l'albumine, ni du gluten. Cela pourra venir ; mais, comme l'a dit Liebig (1), on ne fera jamais un œil, un cheveu, une feuille, ni aucune des parties solides ou liquides du corps vivant. Ces produits sont le résultat d'une force particulière, *la vie*, qui produit les êtres organisés *au moyen de leurs semblables ou à l'aide de la matière des corps organisés en état de dissociation.*

Il n'y a pas seulement ici simple affinité de substances combinées comme dans les corps inorganiques, et la puissance conservatrice ne réside pas uniquement dans la substance ; il y a, dit Müller (2), « une autre chose qui fait équilibre à l'affinité chimique et engendre des combinaisons organiques d'après sa propre activité. » En reconnaissant à la

(1) *Lettres sur la chimie*, p. 23.

(2) *Manuel de physiologie*, Prolégomènes.

matière douée de la vie une *activité propre* capable de faire équilibre à l'affinité chimique des éléments pour en faire des tissus vivants, Müller proclame, sous le nom vague « *autre chose* », l'existence du principe de la vie dont nous étudions les attributs.

Chose curieuse, les éléments ainsi associés par la vie sous forme de principes immédiats ne se tiennent que par une très faible affinité, et comme l'a démontré M. Chevreul, ils diffèrent beaucoup de ce qu'ils sont dans ces associations des corps bruts où existe une affinité très énergique. Leurs combinaisons ne sont si mobiles et si variables que parce que la saturation y est moins forte, et que le principe comburant « ne s'y trouve point en quantité » suffisante pour saturer les éléments combustibles » et pour empêcher qu'ils puissent céder à d'autres » affinités. Voilà pourquoi toutes les combinaisons » organiques sont combustibles. Elles ne contien- » nent point autant d'oxygène qu'il en faut pour » saturer leur carbone et leur hydrogène. Elles » brûlent quand on les chauffe au contact de l'air, » et absorbent alors tout l'oxygène nécessaire à la » saturation de l'hydrogène et du carbone (1). »

En maintenant ses combinaisons ternaires et quaternaires qui ont une continuelle tendance à se dé-

(1) Tiedemann, *Traité de physiologie*, p. 99.

composer, et qui en effet arrivent à se détruire pour se renouveler à chaque instant, la vie lutte donc contre la disposition des matières organiques à changer de forme et à se convertir en composés binaires. Il lui faut créer à chaque instant pour remplacer l'eau, l'acide carbonique et l'ammoniaque engendrés par la combinaison de l'oxygène avec le carbone et avec l'azote, et qui sortent de l'organisme.

C'est par la respiration qu'elle atteint ce but, comme le fait remarquer Tiedemann : tout le carbone et tout l'hydrogène ne trouvent pas assez d'oxygène pour former de l'eau et de l'acide carbonique, et ils remplacent celui qui a disparu en attirant celui que renferme l'air atmosphérique.

LVIII.

Avec le petit nombre de corps simples qu'elle emploie, la vie crée des formes extrêmement nombreuses, et, à égalité de composition du suc nourricier de l'être, elle donne aux parties des formes toutes différentes.

Si restreint que soit le nombre des corps simples utilisés par la vie dans ses créations, elle les réunit sous des formes très nombreuses et beaucoup plus variées que celles du monde inorganique, là où les éléments trois fois plus nombreux peuvent engendrer un plus grand nombre de combinaisons. On a peine à comprendre cette surprenante variété des formes de la vie qui contraste si heureusement avec le peu d'éléments qu'elle met en usage. Il y a un principe simple et multiple dans ses effets qui préside à l'économie et qui y produit les contraires (1). C'est par milliers qu'on estime le nombre des espèces végétales et animales. D'après un calcul fait par de Humboldt, il y a quelques années (2), on admettait près de 56 000 espèces de plantes et 51 700 animaux. Loin de diminuer, ce nombre augmente tous les jours, et maintenant qu'il faut y faire entrer toutes les espèces microscopiques végétales et animales, ce nombre peut être évalué à plusieurs milliards (3).

Dans les cas mêmes où l'observation est bornée à un seul individu, il semble que la composition du suc nourricier répandu dans les parties, et qui est partout semblable à lui-même, devrait produire l'identité de forme dans les tissus et dans les organes; il n'en est rien: on voit ces formes varier à l'infini selon la destinée de l'être. Tout le monde connaît la diversité des pétales d'une rose double, des feuilles d'un même arbre, la forme différente des muscles d'un animal, des os d'un squelette; et en voyant

(1) Hippocrate, *Œuvres*, t. IX, p. 98 : *De l'aliment.*

(2) *Annales de chimie*, t. XVI.

(3) De Candolle en compte 80 000 dans son *Prodromus*, et M. Moquin-Tandon, dans sa *Botanique médicale*, en annonce 140 000.

avec Lyonnet les 4041 muscles d'une seule chenille, ou bien les articulations, les membres, la trompe, les yeux, les pattes à crampons, les petits organes sexuels du moindre ciron qu'on ne peut voir qu'au microscope, il est impossible de croire que la vie soit un mélange aveugle des atomes de la matière. Comme le dit Tiedemann, « il doit y avoir dans les corps vivants une *force particulière*, différente des affinités chimiques qui déterminent la force des corps sans vie, et dont l'action produit la diversité que les formes organiques présentent à égalité de composition. Ou ce qui exprime la même idée d'une manière plus précise encore, la configuration des corps organiques n'est pas seulement l'effet de l'affinité chimique, comme dans les corps sans vie, mais elle est celui d'une force de *nature spéciale*, ou, si l'on veut, supérieure (1). » Cela est vrai, et cette force irrésistible n'est autre que la promorphose, ou principe de la vie.

LIX.

La promorphose s'exerce au moyen de la rénovation continuelle de la matière des corps vivants ; elle dirige les éléments qui viennent remplacer ceux qui disparaissent, et elle maintient l'identité de l'être.

La vie imprime sans cesse à la matière vivante des corps un changement de composition. Ce sont

(1) *Traité de physiologie*, p. 100.

de continuelles métamorphoses et en quelque sorte une création incessante; précisément l'inverse de ce que l'on observe dans les combinaisons inorganiques, qui restent en repos dès que leurs matériaux se sont réunis en obéissant aux lois de l'affinité chimique. Dans les corps vivants, au contraire, il se fait par la respiration et la nutrition une incessante arrivée de substances nouvelles destinées à remplacer celles qui sont expulsées par les sécrétions.

La matière passe donc, elle se renouvelle et disparaît; mais dans ce continuel mouvement d'apport et de départ des molécules organiques, la promorphose est la puissance qui remet tout à sa place en conservant la forme spécifique et en maintenant l'unité ou l'identité des êtres vivants que la métamorphose moléculaire tend à détruire.

LX.

Dès que cesse la promorphose, la forme de l'être disparaît.

Quand le mouvement d'apport et de départ des molécules organiques nécessaire à la métamorphose des tissus s'affaiblit ou s'arrête, l'activité de l'être cesse de se manifester, toutes les fonctions sont suspendues, la vie s'éteint, et alors la matière des corps perd graduellement sa forme pour retomber sous l'empire des lois physiques et chimiques. Une partie de cette matière, ce qui est minéral, rentre dans le monde inorganique, et l'autre, en sa qualité de matière organique, conserve l'aptitude à jouir de la vie et à s'incarner dans de nouvelles formes vivantes.

Un nouvel être reprendra bientôt cette substance nécessaire à l'accroissement et à la perpétuité de son espèce. Quoi qu'il fasse pour la garder, il faudra, comme l'avare mourant qui laisse son trésor à ses successeurs, qu'il la rende à la terre, notre mère commune.

« Ainsi l'univers se renouvelle tous les jours, les mortels se prêtent la vie pour un moment; un court intervalle change les générations ; et, comme aux courses des jeux sacrés, nous nous passons de main en main le flambeau de la vie. (1) »

« Les corps ne sont pas anéantis en disparaissant à nos yeux ; la nature forme de nouveaux êtres de leurs débris, et ce n'est que par la mort des uns qu'elle accorde la vie aux autres (2). »

« La mort, en détruisant les corps, ne touche point aux éléments; son pouvoir se borne à rompre les tissus, à former de nouveaux assemblages, à changer les formes et les couleurs, à donner ou à répandre à son gré le sentiment (3). »

(1) Lucrèce, II, 64.
(2) Lucrèce, I, 263, trad. Lagrange.
(3) Lucrèce, II, 1006.

« Les fleuves, les feuillages, les riantes prairies, se changent en troupeaux, les troupeaux deviennent des corps humains, et trop souvent nos membres eux-mêmes ont accru les forces des monstres sauvages et des oiseaux carnassiers (1). »

La même idée a été développée dans un magnifique langage par Buffon, à propos de la fécondité de la nature.

« Tout ce qui a vie dans la nature vit sur ce qui végète, et les végétaux vivent à leur tour des débris de tout ce qui a vécu et végété : pour vivre il faut détruire, et ce n'est en effet qu'en détruisant des êtres que les animaux peuvent se nourrir et se multiplier. Dieu, en créant les premiers individus de chaque espèce d'animal et de végétal, a non-seulement donné *la forme* à la poussière de la terre, mais il l'a rendue vivante et animée, en renfermant dans chaque individu une quantité plus ou moins grande de principes actifs, de molécules organiques vivantes, indestructibles, et communes à tous les êtres organisés. Ces molécules passent de corps en corps, et servent également à la vie actuelle et à la continuation de la vie, à la nutrition, à l'accroissement de chaque individu ; et après la dissolution du corps, après sa destruction, sa réduction en cendres, ces molécules organiques sur lesquelles la mort ne peut rien, survivent, circulent dans l'univers, passent dans d'autres êtres, et y portent la nourriture et la

(1) Lucrèce, II, 874.

vie : toute production, tout renouvellement, tout accroissement par la génération, par la nutrition, par le développement, supposent donc une destruction précédente, une conversion de substance, un transport de ces molécules organiques, qui ne se multiplient pas, mais qui, subsistant toujours en nombre égal, rendent la nature toujours également vivante, la terre également peuplée, et toujours également resplendissante de la première gloire de celui qui l'a créée.

» A prendre les êtres en général, le total de la quantité de vie est donc toujours le même ; et la mort, qui semble tout détruire, ne détruit rien de cette vie primitive et commune à toutes les espèces d'êtres organisés : comme toutes les autres puissances subordonnées et subalternes, la mort n'attaque que les individus, ne frappe que la surface, *ne détruit que la forme*, ne peut rien sur la matière, et ne fait aucun tort à la nature, qui n'en brille que davantage, qui ne lui permet pas d'anéantir les espèces ; mais la laisse moissonner les individus et les détruire avec le temps, pour se montrer elle-même indépendante de la nature et du temps, pour exercer à chaque instant sa puissance toujours active, manifester sa plénitude par sa fécondité, et faire de l'univers, en reproduisant les êtres, un théâtre toujours rempli, un spectacle toujours nouveau. »

» Pour que les êtres se succèdent, il est donc nécessaire qu'ils se détruisent entre eux; pour que les animaux se nourrissent et subsistent, il faut qu'ils détruisent des végétaux ou d'autres animaux. Et comme avant et après la destruction, la quantité de vie reste toujours la même, il semble qu'il devrait être indifférent à la nature que telle ou telle espèce détruisît plus ou moins : cependant, comme une mère économe au sein même de l'abondance, elle a fixé des bornes à la dépense et prévenu le dégât apparent, en ne donnant qu'à peu d'espèces d'animaux l'instinct de se nourrir de chair; elle a même réduit à un assez petit nombre d'individus ces espèces voraces et carnassières, tandis qu'elle a multiplié bien plus abondamment et les espèces et les individus de ceux qui se nourrissent de plantes, et que dans les végétaux elle semble avoir prodigué les espèces, et répandu dans chacune avec profusion le nombre et la fécondité. L'homme a peut-être beaucoup contribué à féconder ses vues, à maintenir et même à établir cet ordre sur la terre; car dans la mer on retrouve cette indifférence que nous supposons : toutes les espèces sont presque également voraces; elles vivent sur elles-mêmes ou sur les autres, et s'entre-dévorent perpétuellement sans jamais se détruire, parce que la fécondité y est aussi grande que la déprédation, et que presque toute la nourriture, toute la consommation tourne au profit de la reproduction. »

On peut donc dire que les individus passent, tandis que leur substance reste apte à revêtir les formes de la vie. Stahl disait : « *Vita nihil aliud est formaliter quam conservatio corporis in mixtione quidem corruptibili actuali eventu* (1). » Son commentateur Juncker a dit plus nettement : « *Illud putredini contrarium quod vitæ nomine salutamus.* » C'est évidemment là l'origine de cette définition de la vie par Bichat : « *La vie est l'ensemble des fonctions qui résistent à la mort.* »

LXI.

En formant le type des êtres, la promorphose crée successivement les forces organiques.

Non-seulement la promorphose préside à la composition des corps vivants et de leurs principes immédiats, mais elle crée leur organisation en disposant les tissus pour un temps limité d'après le type des espèces. C'est elle qui, dans le germe fécondé, dispose les molécules organiques et forme les premiers linéaments de l'embryon végétal ou animal. C'est elle qui crée les tissus, façonne les organes, dirige l'accroissement par la rénovation continuelle de la matière et résiste aux influences capables de

(1) *Theoria medica vera.*

la dissoudre. C'est elle, enfin, comme le dit Tiedemann, qui appelle à l'existence toutes les autres forces qui se manifestent dans les corps organisés (1), et rend leurs tissus et leurs parties susceptibles de déployer des manifestations spéciales d'activité qu'à bon droit on peut considérer comme des propriétés organiques entretenues et augmentées par la vie. Telles sont la sensibilité nerveuse, la contractilité des muscles, la constitution générale de l'être, avec ses conséquences d'hérédité normale et morbide, etc.

LXII.

Comme la vie, la promorphose s'épuise, mais elle transmet la puissance de la forme et du type spécifique à des germes qui seront plus tard l'origine d'une génération nouvelle. Elle est particulière à l'individu, et ses effets sont très variés.

La promorphose semble s'épuiser dans l'individu par le fait même de son action ; elle ne maintient ses composés que pour un temps variable. Mais si son anéantissement, qui est celui de la vie, amène la destruction de l'individu, elle lui survit en assurant la perpétuité des espèces végétales et animales par la création de germes qui peuvent se développer quand ils sont placés dans des conditions favorables.

(1) *Ouvr. cit.*, p. 412.

Elle semble s'enfermer dans ces germes qui, à leur tour, seront l'origine des générations futures, comme ils ont été le legs des générations précédentes, jusqu'à un commencement qui nous est inconnu.

> Sitôt qu'ils (les corps) ne sont plus, de leur cendre féconde
> Sort un monde nouveau qui repeuple le monde ;
> De la plante qui meurt l'animal se nourrit ;
> Sur l'animal dissous la plante refleurit (1).

La matière passe et disparaît, mais non la force de la vie qui la dirige, et la génération qui produit les êtres nouveaux transmet ainsi, à travers le renouvellement des individus, la forme éternelle de l'espèce. C'est là un exemple de la spécificité incarnée dans la matière pour la conduire, à travers les plus admirables métamorphoses, à la forme définitive et spécifique qu'elle doit revêtir un jour. Cet atome, qu'on nomme *graine* ou *ovule*, renferme, en *puissance* et non en *acte*, un être de la même espèce, ayant mêmes qualités de forme et de vie, sans en excepter le pouvoir de se perpétuer un jour comme ses parents.

La promorphose est particulière dans chaque espèce et même dans chaque individu. Très diverse et très variée dans ses manifestations, puisque de l'infusoire au palmier, de la mite à l'éléphant, il y a, sans compter les êtres microscopiques, plus

(1) Pope, trad. par Fontanes.

de 100 000 espèces végétales et animales vivantes, ayant chacune sa configuration et son organisation particulière. Elle produit un nombre infini de variétés, et, dans chaque individu, elle offre souvent une activité propre révélée par des signes irrécusables.

Ainsi s'expliquent la ressemblance des enfants à leurs parents, qui n'est qu'un phénomène individuel; l'apparition de certaines dispositions organiques qu'on n'avait pas encore vues dans les autres individus de la même race; enfin la production de tous les caractères de conformation et de couleur qui servent à caractériser ce qu'on appelle les *variétés* d'une espèce.

LXIII.

La promorphose n'est pas la même à tous les âges.

On sait que la promorphose qui engendre et maintient la forme des êtres vivants varie beaucoup avec l'âge des individus, et, dans quelques espèces où le développement complet ne se fait qu'à l'aide d'une ou plusieurs grandes métamorphoses, elle donne naissance à plusieurs êtres différents d'eux-mêmes par la forme, sans cesser d'être les mêmes dans leur nature, c'est-à-dire *identiques*. A l'origine des êtres, elle est tout ce qu'on peut imaginer de plus simple. Partout c'est un *blastème* vivant, rempli de *granulations* animées qui forment des cellules avec ou sans noyau, d'où dérivent tous les tissus et tous les organes. Peu à peu l'ensemble de ces tissus s'enveloppe, chez les plus compliqués, d'une membrane criblée de petites ouvertures pour l'absorption des substances utiles et pour l'excrétion de celles qui sont inutiles. Chez les animaux, c'est ce qu'on appelle la peau; c'est l'écorce, dans les plantes, et comme on le sait, il n'existe rien de semblable dans les corps inorganiques.

D'abord toutes les parties sont molles, flexibles, hétérogènes, contenant à la fois des solides et des liquides régulièrement distribués d'après un plan préconçu. Les parties les plus importantes sont aussi presque toujours les plus souples, et leur consistance varie avec l'âge, ce qui n'a pas lieu dans les corps inorganiques. Cette disposition était nécessaire pour aider à l'action des solides et des liquides, ainsi que pour favoriser les changements de composition nécessaires aux manifestations de leur activité, c'est-à-dire de la *vie*. Tout ce qu'il y a de parties solides dans un être vivant a été primitivement à l'état liquide, et il faut croire que les liquides de formation peuvent être réputés vivants, non-seulement à cause de leurs mouvements, de leur composition, de leur impressibilité, mais parce qu'ils portent et donnent la vie. On ne donne que ce qu'on possède; quand on enlève les sucs à une plante, elle meurt, et si l'on épuise le sang d'un animal, il succombe.

Donc ces liquides sont aussi le véhicule indispensable des matériaux de la nutrition et de quelques excrétions, lorsque les solides, dans leur mouvement continuel de rénovation moléculaire, repassent à l'état liquide.

A mesure que vieillit l'animal, la rapidité du mouvement de rénovation diminue, et dans un âge avancé ce n'est plus qu'une lente rénovation partielle. On ne pourrait pas sur un vieux chien nourri de garance voir disparaître la coloration rouge des os produite par cette alimentation; cette couleur persiste pendant plusieurs années, et ne disparaît qu'en partie, tandis que sur un jeune animal elle s'efface complétement en quelques mois.

LXIV.

La promorphose subit l'influence des agents physiques, tels que la lumière, la chaleur, etc.—Action de la lumière sur le protée anguiforme.

Si la loi de l'espèce est la cause du type des êtres, c'est-à-dire du mouvement naturel de la matière vers une forme spécifique, il faut, pour que la nature réalise son opération, qu'elle ne soit pas arrêtée par des influences cosmiques ou mécaniques au-dessus de ses forces. En effet, la promorphose peut être modifiée par les causes excitatrices de la vie ou par des conditions extérieures à l'être. Elle a ses limites. La chaleur, l'air, l'eau, la lumière, les aliments, sont nécessaires à sa manifestation, mais on la modifie à volonté par des violences extérieures ou des applications irrégulières de lumière et de chaleur.

Sans lumière il n'y a pas de matière verte dans les plantes; c'est un fait dont s'inspirent les jardiniers pour blanchir la tige du céleri, les feuilles de la laitue, pour faire cet admirable lilas blanc qui en plein hiver fait l'ornement des corbeilles qui ornent nos salons. Voici à ce sujet un fait bien curieux et peu connu, que rapporte de Candolle. En visitant les souterrains obscurs d'une source minérale à Courmayeur, de Candolle père voit le long de la muraille un petit champignon fusiforme inconnu; il l'étudie et lui donne le nom de *Clavaire thermale.* Plus tard de Candolle fils, visitant les mêmes lieux et désirant retrouver la plante étudiée par son père, va dans les souterrains de Courmayeur dont la porte brisée laissait pénétrer un rayon de lumière arrivant sur les *Clavaires.* Sur le groupe des champignons la partie sombre était véritable à la description de son père, et la partie éclairée était couverte de chapeaux bien développés. Il est évident qu'ici la plante avait été primitivement arrêtée par défaut de lumière.

Les œufs fécondés des batraciens se développent plus lentement à l'obscurité que dans la lumière diffuse, et la transformation du têtard en grenouille s'en trouve de beaucoup retardée.

Le protée anguiforme vivant dans les eaux souterraines de la Carniole est une larve de salamandre; il a six à huit pouces de longueur, et son développement spécifique est presque entièrement arrêté par l'obscurité.

On peut en modifiant la température constamment égale employée dans l'incubation artificielle des œufs de poule, et en chauffant spécialement une partie de l'œuf, porter atteinte à la direction de la matière vers sa forme spécifique, et obtenir des monstruosités plus ou moins caractérisées.

Chacun sait enfin que la chaleur et le froid limitent le pouvoir générateur. Les races s'abâtardissent par le changement des influences auxquelles elles sont soumises. La génération et la nutrition dépendent des saisons; elles sont modifiées dans leur action par les influences cosmiques, car les révolutions du globe montrent un certain nombre d'êtres à jamais disparus, sans cataclysme particulier, et un véritable ordre de succession et de gradation entre les débris des mondes passés et les espèces actuellement existantes. Aujourd'hui encore, dans ces conditions spéciales, il y a des espèces, soit animales, soit végétales, qui finissent par s'éteindre.

LXV.

La promorphose détermine les périodes vitales, et par la disposition des organes, la longévité, la caducité, la mort. Quand elle cesse d'agir, les éléments retournent à leurs pareils pour former des combinaisons binaires.

C'est la promorphose qui, par la rénovation continuelle de la substance vivante et par ses changements, détermine les périodes vitales en rapport avec la disposition transitoire des organes, l'*hérédité naturelle*, la longévité, la caducité et la mort.

La promorphose n'a qu'une durée très limitée, et quand s'affaiblit la force qui a momentanément donné à la matière des propriétés nouvelles pour la faire entrer dans le mouvement de métamorphose des êtres vivants, son action, devenue impuissante, laisse enfin cette matière rentrer sous les lois de la putréfaction et des *combinaisons binaires*.

Ici, à l'encontre de ce qui se passe dans les corps bruts inorganiques, la puissance conservatrice de l'être ne réside pas uniquement dans sa substance, et nous constatons de nouveau (1), qu' « une autre » chose fait équilibre à l'affinité chimique, et en» gendre des combinaisons organiques d'après sa » propre activité. » *Ce quelque chose ayant une activité propre* qui n'est pas de la matière est précisé-

(1) Müller, *Manuel de physiologie*.

ment la force vitale dont l'un des attributs est la *promorphose*.

Après la cessation de la vie, les substances organiques se décomposent dans les conditions favorables à la manifestation des affinités de la matière. L'eau, l'air, la chaleur, favorisent la décomposition, tandis que la sécheresse en arrête le cours. *Ce sont les mêmes influences extérieures qui favorisent la putréfaction et la vie.* Hors de leur action, la matière vivante ne peut ni s'organiser ni se dissoudre.

Si la mort, c'est-à-dire l'extinction de la force qui engendre et maintient les formes vivantes, frappe les individus et rejette leur matière organique dans le réservoir commun pour servir à la nourriture d'autres êtres vivants, *la force de la forme* au contraire, c'est-à-dire la *promorphose*, offre tous les caractères de l'immortalité. Elle maintient la forme des espèces qui se transmet à travers la succession des individus. « Les corps organiques, dit Autenrieth, qui » poussent sans cesse de nouvelles racines, comme » les plantes rampantes par leurs stolons et certains » arbres par leurs branches, sont les seuls qui ne » meurent pas. Chez ceux-là, un moment arrive où » le nouveau rejeton est à la fois partie intégrante » de l'ancien corps organique, et nouveau corps or- » ganique subsistant de soi-même; mais là aussi » l'ancien tronc périt toujours, et la force vitale ne » continue plus d'agir que dans le nouveau rejeton,

» qui à son tour s'allonge également d'un côté, tan-
» dis qu'il meurt de l'autre côté. Ce qui a lieu simul-
» tanément dans cette circonstance, c'est-à-dire la
» mort d'un côté et la formation de l'autre côté d'un
» nouveau corps qui continue de vivre, arrive sépa-
» rément chez l'homme et chez les animaux par-
» faits. L'enfant se détache de la mère comme un
» nouveau corps apte à vivre avant que celle-ci
» meure, et la mère meurt un jour, tandis que l'es-
» pèce semble immortelle (1). »

Buffon a exprimé la même pensée dans les termes suivants :

« Un individu, de quelque espèce qu'il soit, n'est rien dans l'univers ; cent individus, mille, ne sont encore rien : les espèces sont les seuls êtres de la nature ; êtres perpétuels, aussi anciens, aussi permanents qu'elle, que, pour mieux juger, nous ne considérons plus comme une collection ou comme une suite d'individus semblables, mais comme un tout indépendant du temps ; un tout toujours vivant, toujours le même ; un tout qui a été compté pour un dans les ouvrages de la création, et qui par conséquent ne fait qu'une unité dans la nature. De toutes ces unités, l'espèce humaine est la première ; les autres, de l'éléphant jusqu'à la mite, du cèdre jusqu'à l'hysope, sont en seconde et en troisième

(1) Autenrieth, cité par Müller dans son *Manuel de physiologie*, Prolégomènes.

ligne; et quoique différente par la forme, par la substance et même par la vie, chacune tient sa place, subsiste par elle-même, se défend des autres, et toutes ensemble composent et représentent la nature vivante, qui se maintient et se maintiendra comme elle s'est maintenue. Un jour, un siècle, un âge, toutes les portions de temps ne font pas partie de sa durée; le temps lui-même n'est relatif qu'aux individus, aux êtres dont l'existence est fugitive; mais celle des espèces étant constante, leur permanence fait la durée, et leur différence le nombre. Comptons donc les espèces comme nous l'avons fait, donnons-leur à chacune un droit égal à la mense (1) de la nature; elles lui sont toutes également chères, puisqu'à chacune elle a donné les moyens d'être et de durer tout aussi longtemps qu'elle. »

LXVI.

A la promorphose modifiée se rapportent les monstruosités, la régénération des parties perdues, le retour de l'ordre dans les tissus altérés par des lésions organiques. Cet attribut fait comprendre la nature médicatrice.

Le mouvement de la matière vers sa forme spécifique, troublé dans son activité et dans ses efforts, produit les *monstruosités*. Toutefois dans ce qu'en-

(1) *Mense*, mesure.

gendre la promorphose en dehors de la forme commune, le type persiste toujours assez pour faire reconnaître l'espèce d'après ses caractères les plus saillants. Ce qu'elle a dénaturé ou ce qui manque existe à l'état rudimentaire, et caractérise ce que Geoffroy Saint-Hilaire a nommé des *arrêts de développement;* mais ses désordres sont limités et ils ne peuvent s'étendre à l'infini. Ce sont ces troubles qui sont le principe des lésions organiques et des nombreuses difformités que nous sommes appelés à guérir. Sur elle repose le fait si commun de la réparation et de la cicatrisation des solutions de continuité, c'est-à-dire des plaies, la régénération des parties perdues, quand la lésion, peu considérable, n'a pas compromis la vie des individus.

C'est dans les végétaux et dans les animaux des espèces les plus simples que ce travail de régénération est le plus actif, et qu'on observe les plus remarquables exemples de reproduction des parties coupées.

Une partie de lichen détachée continue de s'accroître et d'acquérir la forme propre à l'espèce; beaucoup de plantes grasses sont dans le même cas. Il y en a qui végètent même dans les herbiers entre deux feuilles de papier gris. Un grand nombre de plantes vivaces se multiplient par boutures, quelques végétaux se reproduisent par une de leurs feuilles plantées dans la terre.

Les polypes, quelques naïades, quelques annélides peuvent être coupés et reproduire avec chaque fragment un animal complet.

Différentes parties du corps, des membres mêmes se reproduisent après leur ablation chez beaucoup d'animaux. Les actinies, les méduses, les étoiles de mer, régénèrent leurs rayons arrachés ou coupés.

Les ténias reproduisent leurs anneaux postérieurs enlevés ; les limaçons, leurs cornes et même leur tête (Moquin-Tandon) ; les écrevisses, les crabes, les homards, leurs pinces et leurs pattes. Les salamandres aquatiques reproduisent plusieurs fois de suite leur patte *avec les vingt os* du carpe, du métacarpe et des doigts, avec les muscles, les vaisseaux et les nerfs qui en font partie ; dans cette espèce l'œil lui-même se reproduit après avoir été détruit. La queue se régénère chez les lézards. Les *planaires* coupées en deux, en long ou en travers, se complètent et forment deux nouvelles planaires : le fragment inférieur contenant l'estomac se refait une tête, et la tête, de son côté, se complète par la formation d'un tube digestif, etc.

Quant aux animaux à sang chaud, mammifères et oiseaux, la régénération se borne chez eux aux parties épidermiques, cornées, aux poils, aux ongles, aux plumes, rarement à des organes entiers.

La *rate* peut cependant se produire après son extirpation chez de jeunes animaux. Le fait affirmé par M. Mayer (de Bonn) avait été à priori, et sans aucune expérience contradictoire, nié par P. Bérard ; mais de nouvelles expériences instituées par M. Philipeaux l'ont mis hors de doute. En effet, sur trois rats albinos âgés de deux mois, ayant subi l'extirpation de la rate, cet organe était reproduit au bout de quatre mois et demi, et sauf de légères différences de forme et de dimension, il avait sa structure normale (1).

La régénération est plus facile dans quelques tissus isolés, surtout dans les os qui se produisent aux dépens du périoste. En effet, une résection osseuse étant faite habilement avec conservation du périoste, l'os peut se reproduire en totalité.

Ce dernier fait a été mis en lumière par M. Flourens, par Blandin qui a fait reproduire une clavicule en conservant le périoste (2), et récemment par M. Ollier (3) et par un certain nombre de chirurgiens.

Enfin, dans les troubles fonctionnels du corps vivant, c'est-à-dire dans la maladie, il se manifeste une tendance à rétablir l'ordre et la régularité au sein de l'organisme ; ce que l'on a, depuis Hippocrate, Galien, Paracelse, van Helmont, Ambroise Paré, Bordeu, de tout temps enfin, considéré comme l'œuvre de la *nature médicatrice*. Aucun de ces

(1) *Comptes rendus de l'Acad. des sciences*, 1861.

(2) Flourens, *De la vie et de l'intelligence*.

(3) *Gazette médicale*, 1859.

phénomènes ne s'observe dans les corps inorganiques, et jamais un chimiste doutant des propriétés de la vie ne verra se consolider spontanément ou par soi-même une cornue que, par trop de chaleur, il aura maladroitement fait éclater. L'ensemble de ces réparations organiques est un effet de la *vie* plutôt que d'une propriété de la matière, impossible à comprendre et à localiser. J'en reparlerai plus loin.

LXVII.

La promorphose n'est pas une force distincte de la vie, dont elle représente un des trois attributs. C'est la vie elle-même, et non une force plastique semblable aux affinités chimiques de la matière.—Harvey, Tiedemann, Buffon.

Loin de moi la pensée de faire de la *promorphose*, ou *force de formation*, une force distincte. L'analyse attentive des phénomènes observés dans les êtres vivants démontre que c'est un attribut de la vie, ou, si l'on préfère, une de ses manifestations. Comme elle, incarnée dans la matière, et comme elle modifiée dans ses actes par un grand nombre de conditions extérieures, elle est soumise aux lois d'une harmonie préétablie, et elle procède de façon à confondre par ses œuvres la pensée quelquefois trop orgueilleuse, de l'homme. « Si ex » operationibus fas est de facultatibus judicium » ferre, vegetativæ operationes potius videntur arte,

» electione et providentia institui, quam animæ » rationalis, mentisve actiones; idque et jam in » homine perfectissimo (1). »

Tiedemann, qui n'a pu méconnaître les admirables effets de cet attribut vital, a eu le tort d'en chercher la cause dans la substance matérielle des corps vivants et dans la matière organique, ce qui l'a conduit à imaginer une force particulière dite *force plastique* ou d'organisation. « C'est une qua- » lité propre à ces matières, de même que l'agréga- » tion par le fait de l'attraction chimique est une » qualité particulière de la matière organique (2). »

On pourra bien prétendre expliquer chimiquement la configuration d'un os par la composition du sang dont il émane, mais qui pourra jamais dire pourquoi, aux dépens du même sang, il se fait chez l'homme plus de deux cents os de formes différentes, les uns longs, les autres courts, les autres plats, ceux-là creux? pourquoi cette aspérité, pourquoi ces trous, etc.? Si nous voulions faire des hypothèses chimiques, ce serait une belle occasion à saisir ; mais dans cette étude des formes spécifiques créées par la vie, nous nous contentons d'analyser scientifiquement le phénomène, sans prétendre à en découvrir l'essence. Sa nature est

(1) Harvey, *De generatione*, p. 170.

(2) Tiedemann, *Traité de physiologie*, § 47.

indéterminable, comme celle de la vie, qu'on ne doit étudier que par ses effets, et elle est aussi impénétrable que celle de l'attraction, de l'affinité, de la cohésion, etc. C'est aussi l'opinion de Buffon : « La faculté de produire son semblable, qui réside » dans les animaux et dans les végétaux, cette » espèce d'unité, toujours subsistante, et qui pa- » raît éternelle, cette vertu procréatrice qui s'élance » perpétuellement sans se détruire jamais, est » pour nous un mystère dont il nous semble » qu'il ne nous est pas permis de sonder la profon- » deur (1). »

Tout, dans la structure des éléments organiques, dans la formation des tissus et dans leur association en organes, dans la forme spécifique que prennent, conservent et transmettent les êtres vivants, annonce l'idée asservissant la matière, bien plus que la matière créant l'idée. Il est inutile ici d'en citer de nouvelles preuves, et il suffit de constater l'admirable finalité de toutes les actions vitales, ainsi que l'appropriation des organes et leur but, pour être convaincu de la vérité que je viens d'émettre.

(1) *Histoire naturelle*, t. II, p. 5.

LXVIII.

A la promorphose se rattachent la constitution de l'être, son tempérament, l'hérédité naturelle et morbide, la spécificité, etc.

De la promorphose dépendent un certain nombre d'attributs organiques, et en particulier la *constitution*, c'est-à-dire la manière d'être qui résulte pour un individu de l'ensemble des organes; le *tempérament*, qui résulte de la prédominance d'action d'un des grands appareils fonctionnels de l'organisme; l'*hérédité naturelle* et *morbide*, qui transmet les qualités physiques et morales des êtres à leur descendance; la guérison des plaies et des mutilations accidentelles, c'est-à-dire ce qu'on appelle la *nature médicatrice* ou tendance à ramener l'ordre dans les fonctions troublées par la maladie; la *spécificité*, etc.

Comme on l'a vu, la vie se crée peu à peu des organes à son usage pour l'exercice de ses fonctions présentes et futures, et leur structure réagit sur cet exercice, à ce point que l'effet devenant cause à son tour, il en résulte des phénomènes dont l'étude nécessaire conduit à la recherche des *attributs organiques* que je viens d'indiquer. Je vais en dire quelques mots.

1° *De la nature médicatrice.*

Quelques médecins croient ou semblent croire qu'en admettant la *nature médicatrice*, on crée un être chargé de veiller à l'entretien du corps, à la guérison des maladies, et même d'empêcher les accidents intérieurs capables d'abréger la vie. Ils ne songent pas qu'ici le mot *nature* est employé dans son acception la plus large, avec le sens qui lui a été donné par tous les philosophes de l'antiquité. « La nature suffit seule aux animaux pour toutes ces choses; elle sait elle-même ce qui leur est nécessaire, sans avoir besoin qu'on le lui enseigne et sans l'avoir appris de personne... Elle est le premier médecin des malades, et ce n'est qu'en favorisant ses efforts que l'on obtient quelques succès (1). » C'est dans le même sens que Buffon a pu dire dans son admirable langage : « La nature est le système des lois établies par le Créateur pour l'existence des choses et pour la succession des êtres. La nature n'est point une chose, car cette chose serait tout; la nature n'est point un être, car cet être serait Dieu ; mais on peut la considérer comme une puissance vive, immense, qui embrasse tout, qui anime tout, et qui, subordonnée à celle du premier être, n'a commencé d'agir que par son ordre et n'agit encore que par son concours ou son consentement... »

(1) Hippocrate, *Œuvres*, t. V, p. 315, et t. IX *De l'aliment.*

En parlant de la nature médicatrice, les médecins n'ont jamais donné à ce mot d'autre acception que celle d'Hippocrate; en cela leurs vues sont conformes aux résultats de l'observation attentive des malades. En effet, si l'on examine la succession des êtres dans l'espèce *hominale* ou *animale* et dans les végétaux, on voit que dans leur court passage sur le globe, ils sont soumis à l'action d'une *double loi de destruction et de réparation.* La génération est chargée de réparer les vides opérés par la mort.

Il en est de même dans l'individu, dont l'organisme reproduit sur un seul être le phénomène observé en grand *sur l'espèce.* Les molécules de l'être sont soumises à un double mouvement de destruction et de réparation. Celles qui se détruisent sont remplacées par de nouvelles, qui, obéissant aux lois de la promorphose, prennent la place et la forme qui leur sont assignées d'avance.

L'homme est soumis aux lois de l'espèce et de l'individu. Il vient combler les vides d'une génération antérieure pour disparaître à son tour. Chez lui tout est sujet à un continuel mouvement d'apport et de déport qui favorise le renouvellement de son être et la guérison naturelle ou spontanée de ses maux.

Conservatrice de la forme et des fonctions normales ; la vie, c'est-à-dire la nature lutte contre la maladie pour rétablir la structure des organes altérés dans leurs fonctions. Elle a ses moyens pour éliminer un poison, un venin, un corps étranger introduit dans les tissus, pour isoler ou séparer un produit morbide des parties saines qui l'entourent, pour réunir des os fracturés, pour fermer une artère largement ouverte, pour absorber les dépôts solides ou liquides d'une inflammation des organes, pour limiter l'accroissement de certains produits morbides en les pétrifiant, etc. Il n'est pas de maladie dans laquelle ne s'observent des traces de son influence, soit par des résultats curatifs complets, soit au contraire par une simple ébauche, lorsqu'un acte intempestif a empêché la réalisation de l'action réparatrice.

L'œuvre de la vie se continue donc chez l'être malade, pour lutter contre l'œuvre de la mort, et si elle ne triomphe pas toujours, du moins fait-elle assez pour qu'on ne puisse méconnaître son heureuse influence. Moins que tout autre le médecin doit ignorer sa puissance, s'il veut être digne de ce nom, et, dans les maladies qu'il est chargé de combattre, s'il veut agir lorsqu'il convient, s'abstenir quand il le faut, et en toutes choses rester, selon la belle expression d'Hippocrate, le premier ministre de la nature, dont il doit imiter les actes (νούσων φύσις ἰητήρ). Je n'en dirai pas davantage sur ce point, qui a été de ma part l'objet d'une dissertation fort étendue (1)

(1) *Nouveaux éléments de pathologie générale*, p. 319.

De plus longs détails seraient ici superflus et m'obligeraient à une excursion véritable sur le terrain de la médecine pratique, qui n'est pas le but de ce livre. Je tenais à montrer les rapports de la *nature médicatrice* avec l'attribut de la vie que j'ai appelé *promorphose*. Si ce sujet intéresse quelqu'un de mes lecteurs, qu'il veuille bien consulter l'ouvrage que je viens de signaler.

2° *De la promorphose dans ses rapports avec l'hérédité normale et pathologique.*

Comme la vie, il est évident que la puissance de la forme se communique d'un individu à l'autre pour le maintien des variétés des races et des espèces vivantes, comme une force capable d'agir sur la matière pour l'entraîner momentanément dans un courant qui n'est pas le sien, et pour le diriger vers un but auquel elle reste indifférente. En effet, dès que son action cesse, la matière rentre dans le réservoir commun, où elle sera bientôt reprise par un autre être qui la retiendra pour constituer une forme nouvelle et toute différente. Ainsi s'explique le phénomène de la ressemblance physique et morale des êtres avec leurs parents, phénomène constant dans les espèces, mais variable dans les individus, où il est combattu par l'*innéité* qui résulte de certaines influences locales et spéciales.

L'*hérédité* est le principe naturel de la transmission des caractères physiques et moraux de l'espèce et des individus.

Née de l'impression communiquée au germe par la fécondation, de sa nature dépend en partie le degré de force et de santé du nouvel être pour l'avenir. Dans l'œuf, avant d'arriver au jour et par le seul fait de la fécondation qui lui imprime la vie, l'homme est prédestiné à une organisation spéciale, à des formes extérieures et intérieures d'où dépendent sa constitution physique et jusqu'à un certain point sa constitution morale. En recevant la vie, l'ovule, cet atome imperceptible de matière *amorphe*, sans aucune apparence de tissu, et par conséquent sans propriétés organiques, commence à se transformer suivant les lois de la *morphoplastie*, et se bâtit, selon ses forces et selon l'influence du régime et du climat, les organes qui doivent lui servir d'instrument dans sa courte existence. Tant mieux, si la force d'impulsion est solide, car ce qu'elle engendre vient fort comme elle, avec tous ses défauts et toutes ses qualités. Les forces et les aptitudes des races, des constitutions, des tempéraments, des idiosyncrasies, etc., se croisent dans la fécondation, et forment des résultats variés qui entraînent la matière, l'asservissent et la retiennent sous la forme d'êtres vivaces ou débiles, nerveux, sanguins ou lymphatiques, d'hommes intelligents, sages ou dégradés.

Mais si l'hérédité est la loi des espèces éternelles et immuables, elle n'est heureusement pas la loi de l'individu, qui, s'il peut être semblable à ses parents, peut aussi en différer sous quelques rapports. Comme l'a dit P. Lucas, *à l'hérédité, principe du semblable* dans les êtres vivants, la nature oppose *l'innéité, principe du divers*, et c'est ainsi qu'elle détruit d'elle-même la source des biens et des maux produits par la génération.

Comme la fortune inconstante qui change ses favoris, l'amour dissémine ses biens et varie la qualité de ce qu'il engendre. Par la disparition du droit d'aînesse l'hérédité de la fortune a disparu en France pour faire place à son innéité, qu'engendrent toujours le travail, le mérite et la conduite. Il en est ainsi de l'intelligence, du cœur, de la bonne et de la mauvaise santé, qui se divisent entre tous les enfants d'une même famille, mais où, dans chacune, l'innéité peut détruire ce qui est bon ou améliorer ce qui est mauvais.

A.— Hérédité normale.

Hérédité normale. — Dans l'état normal, l'hérédité se manifeste par la transmission des formes intérieures ou extérieures, mais cette dernière est celle qui frappe les yeux avec le plus d'évidence. Chez l'homme, la ressemblance des enfants à leurs parents est souvent poussée à un point qui confond la pensée, et, chez des jumeaux qui ont reçu la vie dans une seule impression fécondante, la ressemblance est quelquefois telle, qu'il est impossible, même aux parents, de distinguer leurs enfants l'un de l'autre. La ressemblance est tantôt générale et tantôt bornée à quelques parties. Chez l'homme, elle s'observe dans la tête, le tronc, les membres et les poils; mais il n'en est aucune où elle se trouve plus clairement qu'au visage. La forme, l'expression, la couleur, la beauté, se transmettent comme des caractères distinctifs des races, et même des familles, lorsqu'elles peuvent s'allier entre elles. Chose bien curieuse, et qui atteste l'existence et l'influence de la morphoplastie chez l'homme, la ressemblance n'apparaît pas toujours dès les premières années de la vie, mais plus tard et lorsque les enfants touchent à l'âge où les traits des parents offraient le même caractère.

Formes de l'hérédité. — L'hérédité est *directe*, *indirecte* ou collatérale, *atavique* ou *par influence*.

A l'hérédité *directe* se rapporte la transmission des qualités physiques ou morales, et celle des maladies du père et de la mère.

L'hérédité est *indirecte* quand elle provient des collatéraux, soit des oncles et des tantes, soit d'un aïeul, soit enfin d'un conjoint antérieur. Parmi ces différents modes de la transmission indirecte, il y en a deux qui sont très curieux, la transmission par l'aïeul ou par un conjoint antérieur, et je vais en dire quelques mots.

L'influence d'où résulte l'hérédité des qualités physiques et morales, ou des maladies, traverse quelquefois une génération en l'épargnant; elle passe à l'état latent, et se fait sentir seulement à la seconde génération, sur les petits enfants qui tiennent de leur aïeul. On la croit anéantie, mais elle ne fait que sommeiller, et après vingt ou trente ans de repos, elle reparaît tout à coup sur une génération nouvelle. C'est l'*atavisme*. Quel mystère, quelle incompréhensible et terrifiante merveille de la vie! Ici les enfants ne ressemblent pas à leurs parents, mais à leurs grands parents. Je connais une jeune personne qui est le portrait vivant de son grand-père, et qui a eu comme lui un eczéma de la main; elle ne ressemble en rien à son père ni à sa mère. C'est cette condition qui ramène quelquefois des enfants blancs chez des mulâtres, ou même chez des nègres qui ont des blancs dans leurs aïeux.

Dans une dernière forme de l'hérédité indirecte, et c'est la plus curieuse, la transmission se fait par une seule imprégnation de la femelle pour plusieurs générations successives. Ainsi Bonnet a démontré que les pucerons, vivipares, ont eu en un an neuf générations de quatre-vingt-dix à quatre-vingt-quinze pucerons femelles toujours, et chaque femelle naît fécondée de manière à reproduire son espèce sans l'aide du mâle. A la huitième génération, comme à la première, et sans accouplement, les pucerons, toujours femelles, engendrent de nouvelles femelles également fécondes. Mais, vers l'automne, tout change ; la neuvième et dernière génération se compose de mâles et de femelles. Celles-ci pondent des œufs que fécondent les mâles, et qui résistent tout l'hiver pour éclore au printemps. De ces œufs naissent des pucerons femelles féconds, qui recommencent dans leur année la même série de neuf générations fécondes.

Un semblable phénomène s'observe sur le papillon *paquet de feuilles sèches*, séquestré à sa naissance, et qui pond des œufs dont sortiront des chenilles semblables à celles qui ont engendré le papillon (Bernouilli) ; sur le papillon *phalène des sapins* (Pallas), etc. Il en est de même du *Paludina vivipara* chez les mollusques ; et des *abeilles*, qui, sous l'influence d'une seule fécondation, pondent des œufs fécondés durant l'année qui suit l'accouplement (Réaumur).

Sur les grands animaux, plus rarement chez l'homme, on voit aussi une première imprégnation laisser dans la femelle une telle modification de l'impressibilité, que, dans une fécondation suivante par un autre mâle, le produit peut, au physique et au moral, ressembler au premier père.

Une jument fécondée par un âne et ayant engendré un métis, peut, dans un accouplement ultérieur avec un cheval, donner naissance à un produit qui aura les longues oreilles de son aïeul (van Helmont, Haller).

Le zèbre uni à la jument donne un métis zébré, mais à une seconde fécondation de la jument par un cheval, on a quelquefois encore un produit zébré comme le premier père (Meckel, Harvey, etc.).

Une chienne de race accouplée avec une vilaine bête est complétement infectée par le mâle, car dans ses accouplements ultérieurs avec des chiens de même sang, elle aura toujours parmi ses petits un ou plusieurs rejetons ayant la robe ou les instincts du premier père.

Chez l'homme enfin, et c'est là un des faits les plus curieux à constater dans l'histoire de l'hérédité, un de ceux qui devraient le faire sérieusement réfléchir, à l'occasion de son mariage, il se passe une chose semblable, bien qu'elle ne soit pas toujours facile à constater. La femme n'a pas une part égale à celle de l'homme dans la procréation. En outre des douleurs et des dangers de la grossesse, la fécondation modifie plus ou moins son impressibilité, et elle devient pour elle une espèce d'inoculation du sang par les humeurs de son mari. En se donnant pour la première fois à un homme et lorsqu'elle est fécondée, la femme devient en partie semblable à cet homme. Non-seulement *elle est à lui*, mais aussi *elle est lui*, et ce n'est pas tout à fait sans raison que, par métaphore, il l'appelle *sa moitié*. Lorsqu'en véritable esclave de la nature, elle cède à ses vœux, la génération l'imprègne d'un sang nouveau, pur ou corrompu, et alors elle est fatalement souillée dans sa personne et dans sa postérité. Quelle différence avec la part de l'homme!

On sait que des veuves ayant eu un enfant ont quelquefois d'un second mariage d'autres enfants qui ressemblent au premier mari, et qui peuvent en avoir les difformités, les vices ou les maladies. Pareille chose s'observe souvent en cas d'adultère, lorsque le bâtard ressemble au mari putatif, ce qui a fait dire assez plaisamment : « *Filium ex adultera excusare matrem a culpa.* »

C'est peut-être ainsi que se transmettent à quelques femmes certaines maladies diathésiques de leur mari, telles que la scrofule, la phthisie, la syphilis, les dartres, etc., etc. ; mais ce sont des faits d'une recherche extrêmement difficile, qui commandent une extrême réserve. Ils ne sont pas invraisemblables, puisqu'il est avéré qu'une première fécondation modifie à ce point l'impressibilité de la mère, et y laisse une si profonde empreinte, que les germes ultérieurement formés, appelés à la vie par l'action d'un autre mâle, représentent plus ou moins le premier père. Quelquefois même cette ressemblance peut n'exister qu'un instant et ne faire que glisser sur les visages (1). On a quelquefois vu des fils ressembler pendant quelque temps à leur mère, puis, par une sorte de métamorphose assez rapide, acquérir tous les caractères extérieurs de leur père.

Il y a des familles où l'on observe la transmission héréditaire d'un seul caractère extérieur, signe distinctif de consanguinité. Ici c'est le nez aquilin, comme dans la famille des Bourbons; ailleurs le nez retroussé, de grosses lèvres, la saillie des mâchoires, l'allongement des dents chez les Anglaises, le tablier des Hottentotes, le prolongement caudal de l'os sacrum dans la tribu des Niams-Niams; la couleur des yeux et de la peau, les taches en fer de lance, les envies, la grande ou la petite taille, etc. Dans certaines familles, c'est la tête qui est constamment petite relativement au reste du corps, et ailleurs on voit une très grosse tête sur un petit buste. Il en est de même de la finesse des mains et de la petitesse des pieds, signe recherché de distinction, de la longueur des jambes, de la largeur du bassin et des épaules, qui sont autant de formes extérieures transmissibles par l'hérédité.

Toutes les anomalies, tous les vices de conformation, toutes les monstruosités : bec-de-lièvre, déviations de la colonne vertébrale, albinisme, hypo-

(1) Piorry, *Thèse sur l'hérédité*.

spadias, développement incomplet des membres, absence des doigts ou des orteils, absence des ongles, sexdigitation, etc., se transmettent aux enfants par suite de la même influence qui produit à l'intérieur, pour la forme des organes et pour la composition des humeurs, ce qu'elle réalise au dehors de la manière la plus évidente. Ainsi la diminution du volume des os; les modifications du cerveau et des nerfs, du cœur, des artères et des veines, de l'appareil digestif et pulmonaire, de l'appareil séminal, du système musculaire, etc., etc., sont les produits de cette influence. C'est à elle qu'il faut aussi rapporter l'hérédité de composition du sang, d'où résultent la constitution, le tempérament nerveux, sanguin, bilieux et lymphatique, les diathèses, la fécondité, la longévité, etc., etc.

La nature morale de l'homme, ses penchants, ses défauts, ses qualités et ses vices, se transmettent encore plus sûrement par la génération que sa conformation physique extérieure et intérieure. Pour être difficilement appréciable, ce fait n'en est pas moins certain, et si la transmission n'est pas constante et peut être empêchée par le croisement, l'éducation morale et religieuse, elle n'est pas moins établie sur des preuves incontestables. C'est sans doute un malheur de voir l'opinion rendre le fils responsable des fautes de son père; mais il n'en saurait être différemment, l'expérience de l'humanité le prouve:

il y a des familles où le penchant à l'ivresse, au jeu, à la luxure, au vol et au meurtre est très manifestement héréditaire, et les exceptions à cette loi sont peu nombreuses. Que les romanciers fassent de ces exceptions la règle, et par un effort généreux de leur imagination tentent de réhabiliter au théâtre ou dans leurs œuvres de malheureux parias sur lesquels pèse une honte de famille, je le comprends, mais le succès d'une pareille entreprise est impossible. — Noblesse oblige, la gloire du père couvre sa descendance, et c'est justice. — Que sa honte rejaillisse sur sa postérité! Ainsi l'ordonne la nature, et l'on ne casse pas souvent ses arrêts. — Comme le dit Plutarque, les êtres vivants ne ressemblent point aux productions de l'art. — Une fois terminées, celles-ci n'appartiennent plus à l'ouvrier : faites *par lui*, elles ne sont plus *de lui ;* au contraire, ce qui est engendré provient de la substance même de l'être générateur, tellement qu'il tient de lui quelque chose qui est très justement puni ou récompensé pour lui, car ce quelque chose est lui.

B. — Hérédité morbide.

Pour être moins évidente que l'hérédité normale, l'hérédité morbide n'est pas moins sûrement établie dans la science. Elle n'a été contestée que par des observateurs ignorants ou systématiques. Rien n'est mieux établi que l'hérédité du strabisme, de la myopie, de la presbytie, de l'héméralopie, de la nyctalopie, de l'amaurose et de la cataracte; de la surdité et de la surdi-mutité; de la diathèse ou disposition dartreuse; de la diathèse hémorrhagique; de la goutte, du rhumatisme, et des apoplexies, des gravelles et des maladies du cœur qui en résultent; de la syphilis, de la scrofule et de la phthisie; du cancer; de l'épilepsie et de la folie, etc.

L'hérédité ne produit pas toujours des maladies semblables par leur siége à celles des parents, des collatéraux ou des aïeux; il arrive quelquefois qu'elle engendre des maladies de même nature sur un organe différent, ce qui explique comment on a pu méconnaître et nier l'influence héréditaire. Un homme affecté d'exostose syphilitique du frontal se marie, et il a un enfant qui a, soit un pemphigus, soit un coryza, soit une angine, soit une affection des poumons de nature syphilitique. Il n'a pas transmis son exostose, mais il a communiqué la syphilis avec des formes différentes. J'en pourrais dire autant de ce phthisique, qui engendre des enfants atteints d'écrouelles, de carie vertébrale, de tumeur blanche; et réciproquement. Cela veut dire qu'il y a une hérédité par *similitude*, lorsque le mal est transmis semblable à la redescendance, et une hérédité par *métamorphose*, lorsque le siége et l'apparence du mal ont changé sans qu'il y ait changement de nature.

Les modifications produites dans l'être vivant, et surtout chez l'homme, par l'influence héréditaire, sont très différentes suivant les sujets, selon la nature des maladies transmises, et elles se manifestent à des époques très variables de la vie. Dans quelques cas, pour les difformités, pour la syphilis, l'hémorrhaphilie, la scrofule, les dartres, etc., c'est au moment même de la naissance qu'on en voit les effets. Ailleurs, c'est dans la première enfance: exemple, la scrofule; il y en a enfin qui ne se produisent que dans la virilité, ou même dans la vieillesse. La cataracte, la gravelle, la goutte, l'apoplexie, le rhumatisme, sont de ce nombre.

Toutefois ceux qui admettent l'hérédité normale et morbide ne doivent pas oublier qu'il n'y a rien de fatal dans cette influence, car ici, comme ailleurs, la nature a placé le remède à côté du mal.

« Quoique nous soyons sous la fatalité et sous le destin d'une vie antérieure, celle de nos pères, dans le type de leur état spécifique, dans le concours d'influences qui les ont formés, du temps où ils vivaient, des lieux, du genre d'existence, du degré de développement, du mode d'exercice de leurs facultés, de leurs actions, de leurs erreurs, de leurs souffrances et de leur mort, nous pouvons nous affranchir de ce destin de la vie humaine. » (P. Lucas.) En effet, l'*hérédité* qui transmet la forme, les aptitudes et certaines maladies, est corrigée en nous:

1° par l'*innéité*, qui, pouvant créer des difformités, des vices et des maladies, peut ramener l'être vicieux, difforme ou malade à son état normal ; 2° par l'influence de la *dualité des générateurs*, si l'enfant tient de celui des parents qui est sain ; 3° enfin, par le fait de la pluralité des formules séminales, si l'action de l'aïeul ou du bisaïeul l'emporte sur celle des ascendants directs, ou si l'action du grand nombre l'emporte sur celle du petit nombre.

L'*innéité*, dont les lois ont été analysées avec la plus grande finesse par P. Lucas, est évidemment le remède naturel de l'hérédité. C'est la force qui crée la diversité des caractères et des maladies dans l'individu, mais son action est bornée, et elle commence et finit avec chaque génération. Principe des caractères individuels, elle ne peut entamer les caractères de l'espèce que maintient l'hérédité, ce qui explique la facilité de leur disparition par le croisement. C'est en parlant de ces modifications *acquises* ou *innées*, que Buffon a pu dire : « Elles ne sont que des possessions usurpées pour un temps sur la nature, mais qu'elle a chargé la main sûre des siècles de lui rendre. »

Il n'y a donc rien de fatal dans l'hérédité normale et morbifique, et la transmission séminale des maladies qu'il faut rapporter à l'impossibilité peut être entravée par un grand nombre de causes, et notamment par l'antagonisme des deux lois primordiales de la procréation : l'*innéité* et l'*hérédité*. Opposées dans leur essence, elles ne se combattent que pour mieux atteindre leur but, et, en les comparant, comme l'a fait P. Lucas, dans leur marche parallèle, on voit que leur marche est toute différente.

« Dans le *type spécifique*, par le fait, l'*innéité passe* et l'*hérédité reste.* »

» Dans le *type individuel*, c'est, à la longue, l'*innéité qui reste* et l'*hérédité qui passe.* »

En effet, *dans l'espèce*, le *divers* se produit pour un temps à titre d'accident temporaire, qu'une force irrésistible anéantit et ramène au *semblable ;* tandis que *dans l'individu*, c'est le *semblable* qui est temporaire, qui est l'accident qu'une force irrésistible ramène au *divers*.

« En voyant ainsi l'*innéité*, *principe du divers*, être transitoire *sous le type spécifique*, et l'*hérédité*, *principe du semblable*, être transitoire *sous le type individuel*, il devient évident que dans leur absolu, l'*hérédité est en soi la loi de l'espèce*, tandis que l'*innéité est en soi la loi de l'individu*.

» Sous cette dualité des lois de la procréation, se retrouvent donc comme incarnation vivante les deux grands principes de l'*éternelle fixité des espèces* et celui de l'*éternelle mutabilité des individus*. Elles en sont l'expression séminale, et nous en expliquent la perpétuité dans la succession des êtres à travers les lieux et les siècles. »

3° *De la promorphose dans ses rapports avec la spécificité.*

Les qualités occultes de la vie auxquelles on doit la création des différentes espèces avec leur conformation particulière, leurs instincts et la nature de leurs produits, se retrouvent amoindries dans certains organes vivants et dans quelques produits de sécrétion. A côté du type spécifique des êtres doit prendre place le type spécifique de leurs produits morbides sous l'influence de causes occultes, un certain nombre de leurs idiosyncrasies, enfin l'action spécifique de remèdes appropriés à la guérison de plusieurs maladies. C'est là ce qu'en médecine on comprend sous la dénomination de *spécificité*.

Cette influence joue un grand rôle, non-seulement dans la production et dans la forme des maladies, mais encore dans leur guérison par telle ou telle substance ayant une action occulte particulière sur un organe plutôt que sur l'autre. Par elle enfin s'expliquent ces curieuses réactions organiques produites chez des êtres sains et régulièrement conformés par les différentes substances de la matière médicale.

La spécificité se manifeste dans toutes les maladies épidémiques contagieuses *virulentes* : par exemple, la variole, la morve, la rage, le cow-pox, la clavelée, la scarlatine, la rougeole, etc.; dans les *maladies purulentes :* par exemple, la blennorrhagie, la grippe, les ophthalmies; dans les *maladies miasmatiques :* par exemple, la fièvre typhoïde, et le typhus, la fièvre jaune, la fièvre puerpérale, etc., etc.; dans les *diathèses*, telles que la scrofule, les dartres, la goutte, le rhumatisme et toutes les maladies héréditaires. De là des spécificités virulentes, purulentes, miasmatiques, effluviques, venimeuses et diathésiques. Le pus de la variole, de la morve, de la syphilis, de l'ophthalmie purulente, de la blennorrhagie, ne diffère pas du pus inflammatoire simple, auquel il ressemble beaucoup. C'est toujours du pus; mais par la qualité occulte qu'il a de produire des maladies virulentes et purulentes spéciales, il est réputé spécifique. Que sont les miasmes de la fièvre typhoïde, du typhus, de la fièvre puerpérale, etc.? en quoi diffèrent-ils et quelle est leur nature? On l'ignore; mais comme ils se distinguent par leurs propriétés spéciales et inconnues, donnant lieu à des maladies particulières, on les considère comme des causes spécifiques.

En somme, tout ce que la constitution des corps renferme de qualités occultes, distinctes de leur mécanisme ou de leurs propriétés physiques, forme ce qu'on désigne sous le nom de *spécificité*.

Parmi les spécificités dont s'occupe la médecines il en est une extrêmement importante à étudier, car elle est relative aux espèces morbides qui se distinguent du genre principal auquel elles appartiennent par des caractères particuliers d'origine, de durée ou de complications semblables. Ainsi l'inflammation est une maladie générale comprenant beaucoup de formes spécifiques, indépendantes des variétés de siége ou des causes traumatiques et connues. On connaît des angines catarrhales, phlegmoneuses, couenneuses, herpétiques, dartreuses, mercurielles, scarlatineuses, etc. Il y a des péritonites simples, rhumatismales, puerpérales, scrofuleuses, etc. Il en est de même dans la classe des hydropisies, où l'on rencontre, à côté des épanchements séreux inflammatoires ou mécaniques, des hydropisies anémiques, goutteuses, etc.; dans la classe des gangrènes, où il y a des mortifications produites par inflammation simple, par oblitération vasculaire ou par une influence septique de nature inconnue, comme le typhus ou l'ergotisme; enfin dans la classe des névralgies, où l'on trouve des névralgies chlorotique, rhumatismale, goutteuse, syphilitique, etc.

A la spécificité se rapportent l'intensité et la malignité des maladies; leur continuité ou leur intermittence; leur caractère simple, pernicieux ou larvé; enfin leur mortalité différente, ce qui est surtout apparent au début, dans le cours et à la fin des épidémies.

La plus curieuse des spécificités est celle qu'on

nomme spécificité thérapeutique. Elle représente les qualités que possède une substance végétale, animale ou autre, pour agir particulièrement sur un tissu ou sur des tissus de même nature, sur un organe ou sur un système d'organes, enfin pour guérir une maladie. Bien qu'il soit impossible d'expliquer ces phénomènes, consacrés par l'expérience, on ne saurait se refuser à les admettre, et c'est en attendant, ou pour stimuler l'ardeur des savants, que sans se prononcer sur leur nature, on les attribue à des qualités occultes. L'action de l'alcool sur le cerveau, sur le tremblement des mains et sur la folie; celle du plomb sur la paralysie des muscles extenseurs de la main et des doigts; celle du mercure sur les gencives, sur les glandes salivaires et sur le tremblement des mains; celle des cantharides sur la vessie; de l'ergot sur la gangrène des membres; de l'aloès sur le rectum; de l'opium sur la pupille et sur le cerveau; de la belladone sur la contractilité musculaire qu'elle amoindrit; de la strychnine sur le tétanos; de la digitale sur le ralentissement du cœur; du chromate de potasse sur la perforation de la cloison nasale; du phosphore sur le priapisme et sur la nécrose des os maxillaires, etc., sont de curieux exemples de la spécificité des tissus et des organes. L'autre forme de spécificité thérapeutique, plus importante peut-être par les applications qu'on en fait journellement, se révèle par l'effet curatif inexplicable d'un remède sur les maladies. Celle-ci est la *spécificité thérapeutique* proprement dite. On en trouvera des exemples dans l'action de l'ammoniaque contre l'ivresse; de la quinine contre la fièvre intermittente et contre toutes les maladies compliquées de rémittence ou de phénomènes intermittents; de la vératrine contre le rhumatisme articulaire aigu ; du fer contre la chlorose; de l'arsenic contre le psoriasis et certaines maladies de la peau ; du mercure et de l'iodure de potassium contre la syphilis; du vaccin contre la variole ; de l'ergot de seigle contre l'inertie utérine dans les accouchements; du semen-contra et du grenadier contre les affections vermineuses, etc.

Spécificité individuelle dans les tissus ou dans les organes doués de qualités particulières; spécificité pathogénique comprenant l'étude de toutes les causes dites spécifiques ; enfin, spécificité thérapeutique relative à tous les remèdes d'une action curative presque certaine contre une maladie déterminée : tel est, en dehors du type spécifique des êtres vivants déterminé par le naturaliste, ce qui caractérise la spécificité de l'état morbide appréciée par le médecin. De son étude approfondie dépend toute la pratique médicale, et c'est à ce titre, autant que par ses liens avec l'analyse des attributs de la vie, que je lui ai consacré ces pages, renvoyant pour de plus amples détails aux différents ouvrages qui ont été publiés à ce sujet.

LXIX.

L'autocinésie, l'impressibilité, la promorphose, sont inséparables, si ce n'est par la pensée. Il n'y a aucune succession de temps dans leur manifestation.

En terminant la seconde partie de ce livre, et, pour éviter toute équivoque, il me paraît nécessaire de déclarer encore que, dans ma pensée, l'*autocinésie*, la *promorphose*, l'*impressibilité*, ne sont que des facultés indivisibles d'un même principe, ou, si l'on veut, les attributs inséparables d'une même force, qui est la vie. J'ai dû en parler comme si ces attributs étaient de véritables entités, afin de les mieux faire connaître ; mais cette abstraction, commode pour l'étude, ne permet point de leur accorder une existence particulière et distincte. Ils paraissent avec la vie, et il n'y a aucune succession de temps dans leur apparition, qui est antérieure à la formation des tissus et des organes, où ils sont renfermés sans en dépendre complétement. Leurs manifestations sont permanentes, tandis que celles de propriétés de tissu s'épuisent par l'exercice et ont besoin de repos pour continuer.

TROISIÈME PARTIE.

De la force vitale.

LXX.

Il existe une force vitale.

L'analyse des phénomènes que présentent tous les êtres animés, quelles que soient leur nature et leur place dans l'ensemble de la création, démontre de la façon la plus sûre l'existence d'une activité propre de la matière vivante, différente des actes et des qualités de la matière inorganique.

Il est évident que des phénomènes opposés procèdent de causes différentes, et qu'à côté des forces physiques ordinaires, à côté de l'affinité chimique par laquelle on explique les combinaisons des éléments, il y a une *affinité vitale* qui préside aux associations de la substance des tissus et des organes.

Dans les végétaux, la vie transforme la matière inorganique en matière organique, et celle-ci, une fois formée, sert à la constitution des animaux et de l'homme.

Il n'y a pas de milieu entre cette opinion qui fait de la vie une propriété de la matière dont les combinaisons de plus en plus compliquées produisent la série des êtres vivants, et celle qui considère la vie comme une force spéciale entraînant la matière et ses propriétés dans des combinaisons nouvelles. — Ou il faut que la *forme*, l'*impressibilité* et le *mouvement* par soi-même, d'où procèdent les organes, et avec eux les fonctions nutritives, motrices, intellectuelles et morales, soient la conséquence exclusive des propriétés de la matière, c'est-à-dire un produit chimique de l'organisation ; ou bien, au contraire, les attributs et les fonctions de la vie sont le résultat d'une force utilisée pour l'exécution du plan arrêté par le créateur de toutes choses.

Si la vie est une propriété de la matière, disons-le hautement et ne reculons pas devant les conséquences philosophiques de la démonstration ; sachons que du polype à l'homme il n'y a qu'une différence de proportions atomiques dans les éléments qui composent les milliards d'êtres vivants dispersés à la surface du globe ; sachons que rien autre chose qu'une plus ou moins grande quantité de matière ne sépare entre eux ces êtres vivants ; sachons enfin que chez l'homme ce que l'on appelle *âme*, *esprit*, *moral*, n'existe pas, et que sous ces dénominations creuses et sonores, il n'y a qu'une différence de proportions d'oxygène, d'hydrogène, de carbone, d'azote ou de sels dans l'organisation.

Mais si la vie est l'accomplissement d'un plan exécuté par une force spéciale, différente dans chaque individu, reconnaissons sa puissance sur la matière, dont les propriétés ne servent qu'à parfaire l'œuvre qui est sa fin.

Disons qu'il y a encore quelque chose de vrai, de noble et de grand dans la croyance de l'âme et de l'influence du moral sur le physique, dans le dévouement aux idées généreuses, et dans le mépris du mal, qui n'aurait plus sa raison d'être, si le vice, comme la vertu, était toujours le résultat de l'organisation.

Après avoir étudié la vie en général, et analysé *ses attributs* dans tous les êtres, de façon à faire ressortir la différence qui sépare ses phénomènes de ceux qu'on observe dans le monde inorganique, il me reste à parler de la *force vitale*, et à choisir entre les deux opinions que je viens de mettre en parallèle.

Mon choix est depuis longtemps arrêté. On a pu le voir dans la définition que j'ai donnée de la vie, au commencement de cet ouvrage. Dans mon analyse des attributs de la vie, je me suis borné à l'exposition pure et simple des faits, telle que nous les livre l'étude de la nature, et j'ai peu discuté. Pour moi, *la vie est une cause et non pas un effet de l'organisation*. Voyons maintenant les preuves que fournit la raison en faveur de cette idée. Je les exposerai en procédant de celles qui résultent de l'étude des *actes de l'animalité* à celles que fournissent les *actes intellectuels* et les *actes moraux* observés chez l'homme.

LXXI.

La vie est indépendante de la matière.

Tous les savants qui ont étudié la nature et la vie d'une manière générale savent que la somme de matière qui passe et repasse dans les corps étant déterminée sur ce globe, la mort est indispensable à l'entretien de la vie.

« Nous voyons tous les êtres diminuer et leurs émanations continuelles les épuiser à la longue, jusqu'à ce que le temps les dérobe à nos yeux. Cependant la masse générale ne souffre point de ces pertes particulières. Les éléments, en appauvrissant une partie, vont en enrichir une autre, et ne laissent d'un côté les rides de la décrépitude que pour porter ailleurs la fraîcheur du jeune âge. Ainsi l'univers se renouvelle tous les jours, les mortels se prêtent la vie pour un moment ; un court intervalle change les générations ; et comme aux courses des jeux sacrés, nous nous passons de main en main le flambeau de la vie (1). »

(1) Lucrèce, II, 64.

En supposant qu'aucun cadavre d'êtres vivants ne soit annihilé et qu'il reste encore beaucoup de matière pour en former de nouveaux, le globe restant ce qu'il est, il y aurait fin à cette production d'êtres matériels, et cette fin serait celle même de la vie dans les seules conditions où nous puissions l'observer.

Mais il n'en est pas ainsi. Au contraire, dans l'état actuel de choses, les cadavres se décomposent pour favoriser de nouvelles combinaisons, et la vie se transmet et se déplace, créant tour à tour des milliers d'êtres successifs avec les éléments qui avaient servi à en former d'autres milliers; donc il y a deux choses ici, la matière et la force à laquelle elle obéit, et il est évident que cette force jouit à l'égard de la matière d'une indépendance qui est à la fois la preuve et la garantie de son immatérialité.

Il en est de même quand de la vie considérée en général dans son ensemble, on passe à l'étude de la vie de l'homme pour établir la persistance de sa personnalité après la mort. C'est l'identité de l'être poursuivie dans sa descendance et dans sa race; et de même que l'homme reste le *même*, c'est-à-dire *identique*, malgré la rénovation de sa substance, de même on voit son identité revivre dans sa postérité, et au physique comme au moral subir la peine ou les avantages de son origine.

Ainsi la personnalité se transmet et se divise

sans s'éteindre chez celui qui se transmet et se divise.

La *personne* du patriarche reste intacte au milieu des quarante ou cent descendants dont il peut être entouré ; et il y a mieux : de même qu'une personne à ce point de vue en engendre plusieurs, deux personnes, par la génération, n'en produisent qu'une seule.

L'idée de personne distincte, quoique dépendante de celle de la force vitale, se dégage donc assez nettement, même dans le domaine de la physiologie, et sans recourir aux considérations morales, qui, à elles seules, sont toutes-puissantes pour l'établir.

LXXII.

La force vitale est le principe de l'organisation.

La force vitale est-elle la cause ou l'effet de l'organisation ?

Produit-elle la *promorphose*, l'*impressibilité* et l'*autocinésie*, c'est-à-dire les attributs communs à tous les êtres animés et les propriétés des organes vivants, *dans un but nécessaire* et à venir ?

Ou bien n'est-elle qu'un effet de la matière par elle-même, sensible, mobile, se changeant successivement en substance organique, en tissus et en organes vivants, lesquels s'assembleraient par suite de leurs propriétés organiques, de façon à créer sous des formes infiniment variables le milliard d'espèces animales et végétales connues?

La force vitale est une *cause*. Elle est en *puissance* ou en *acte*, et elle a de très nombreux rapports avec les agents extérieurs.

En effet, cette force, qu'on ne saurait comprendre objectivement différente de la matière, ne s'y rattache pas à la façon des autres forces connues, étudiées par les chimistes, et par lesquelles on explique les combinaisons qu'elle présente. Elle y est surajoutée, *extrinsèque*, comme serait par exemple un *ferment*. C'est une force extra-organique. Elle est partout, dans toutes les parties du corps vivant, quelle que soit la différence de composition de structure des tissus. *Latente* ou *apparente*, *en puissance* ou *en acte*, elle peut y séjourner longtemps, sans donner signe de sa présence. La matière organique, la graine ou l'ovule, peuvent garder la vie en puissance pendant quelques heures, quelques mois, et même quelques siècles, si la réunion de certaines influences extérieures ne les fait pas se révéler par des actes. C'est ce qu'on voit journellement dans la matière organique indispensable à la génération des infusoires et à la nutrition des animaux; dans les grains fécondés, recueillis autour des momies, et qui germent encore au bout de deux mille ans; dans les œufs couvés, qu'on peut conserver plusieurs mois, etc.

Certains animaux, les rotifères et les tardigrades, d'une organisation très compliquée, passent de la puissance à l'acte et de l'acte à la puissance, selon la volonté des observateurs. Leur vie devient *latente* par la dessiccation à froid, qu'on fait suivre d'une dessiccation à chaud sous une température de plus de 100 degrés, et ils revivent au bout de plusieurs mois, si on les humecte avec une goutte d'eau (Spallanzani). Je reviendrai plus loin, et avec plus de détails, sur ces admirables expériences.

La force vitale n'a donc rien d'absolu comme la pesanteur et les forces physiques ordinaires, qui ne varient pas avec le temps, et qui ne changent pas d'un instant à l'autre. Il lui faut le concours, non-seulement de la matière, mais encore de toutes les autres forces connues. Elle a besoin de chaleur et d'eau pour se développer comme pour se détruire.

Les germes fécondés ne s'accroissent, les êtres vivants n'ont d'activité, et les corps ne se putréfient ou ne se détruisent que sous cette influence. Ce ne sont cependant pas ces circonstances qui font la vie, car elles font aussi la putréfaction. En dehors d'elles, il y a donc une influence dont l'intervention produit l'activité vitale, et dont la cessation engendre le repos.

Elle est relative, et ne peut rien contre l'action des influences extérieures qui la tiennent sous leur dépendance.

Elle n'a pas d'effet immédiat complet, comme toutes les forces physiques, et son action à longue échéance n'a d'autre but que de produire un certain nombre d'effets primitifs, c'est-à-dire l'apparition d'organes qui deviennent cause, à leur tour, de phénomènes dont l'ensemble constitue l'état de l'être vivant et actif. C'est là ce qui rend compte des métamorphoses continuelles de la matière des êtres.

Ce qu'elle produit n'a qu'une bien courte existence, et change de seconde en seconde, en ne conservant sa forme que pour un certain temps. Tous les atomes élémentaires disparaissent; mais l'ensemble ainsi renouvelé dans ses parties n'a qu'une durée temporaire. Les formes elles-mêmes changent aussi, et le végétal qui produit de toutes pièces, avec la matière inorganique, la matière organique ayant la vie en puissance pour nourrir les animaux, disparaît, comme plus tard périra l'animal pour restituer ses éléments à de nouvelles formes vivantes.

Quelques animaux, même du premier coup, ne prennent pas la forme qui leur appartient, et passent une partie de leur vie sous des formes complétement différentes, qui rendent leur identité méconnaissable à une observation qui se bornerait, pour chaque être, au phénomène actuel de son existence.

En conséquence, la métamorphose continuelle des êtres vivants dans leurs éléments primitifs, ou dans leur forme extérieure, est le résultat de l'*action vitale* ou *force vitale*, ce qui ne ressemble guère aux actions physiques et chimiques, constantes et invariables, des corps bruts les uns sur les autres. Par la force active, maîtresse d'elle-même, on reconnaît la vie en acte, puisque tout ce qui a *forme* se métamorphose par ses éléments ou par son enveloppe pour arriver à une fin déterminée; tandis que la vie en puissance existe dans la matière organique, dans l'ovule et dans la graine, sans forme appréciable, attendant que des conditions extérieures la viennent mettre en action, et commencer ses métamorphoses élémentaires ou corporelles.

LXXIII.

La force vitale est la cause des variations de composition de la matière vivante. Elle préexiste aux organes.

Il ne faut donc pas comparer la force vitale aux forces chimiques et physiques, ni aux propriétés inhérentes à la matière et produisant leurs effets simples et immédiats, d'après des lois précises que le génie de l'homme a su découvrir. *Tous les corps inorganiques sont stables*, comme les forces et les lois auxquelles ils obéissent. Au contraire, rien n'égale la mobilité des phénomènes de la matière vivante. « Que deviendrait le monde, disait Bichat, si les lois

» physiques étaient sujettes aux mêmes variations » que les lois vitales. » *En effet, il y a dans tous les corps vivants un perpétuel renouvellement de leur matière* qui diffère par sa nature et son activité aux diverses époques et périodes de l'existence.

Les premiers sont inertes; ils reçoivent passivement toutes les impressions extérieures, tandis que les autres ont en outre une *activité propre*, qui leur permet de lutter et de réagir contre ces impressions. Cette activité propre sépare leur principe de mouvement de tous les autres principes d'action à nous connus.

En outre les forces physiques et chimiques ne sont que des composés binaires, sous une forme géométrique simple, cristalline, dont toutes les parties homogènes ont leur principe d'existence en elles. La force vitale ou contraire rassemble des atomes de la matière minérale pour fabriquer les granulations organiques vivantes avec leur impressibilité, leur forme et leur autocinésie. Elle crée ces combinaisons multiples d'albumine, de fibrine, etc., qui ne sont pas encore le corps vivant, qui n'ont que la puissance de vivre, et qui se combinent pour faire des cellules sans structure, puis des tissus doués d'une vie supérieure et dépendante de l'ensemble qu'ils sont appelés à former par leur mélange. Ces tissus s'associent pour composer des organes doués de forces particulières, réunis sous une enveloppe commune de forme variable et transmutable, pour constituer par leur ensemble harmonique un être vivant destiné à s'accroître pendant quelques jours ou quelques années, tant que durera la métamorphose de ses éléments, puis à périr lorsque cette métamorphose cessera de s'accomplir.

Il ne faut pas songer à placer dans les organes le principe de la vie qui dirige leur ensemble, et dont ils ne sont que les instruments, comme les parties de la main obéissante sont l'instrument du mouvement volontaire, sans prétendre à en être la cause. C'est la vie qui forme les organes bons ou mauvais, selon l'excellence de sa nature, et, une fois achevés, leurs fonctions libres, quoique dépendantes du but à atteindre, se ressentent toujours de la force de la faiblesse ou de l'*adultération* de leur premier mobile. En s'incarnant, la vie crée donc une prédestination organique, ce que l'on appelle la *constitution*, le *tempérament*, la *diathèse*, attributs organiques dont il a été parlé plus haut.

Il faut bien que la vie soit une cause, puisque je viens de démontrer qu'elle ne saurait être le résultat exclusif de l'harmonie et du jeu des organes, comme serait une machine dont les rouages fonctionneraient bien. Le *mot* de Descartes, qui a séduit Bossuet lui-même : « *L'animal est une machine* », doit être envisagé comme une simple métaphore. « On ne peut nier cette harmonie des organes, dit

Müller : la respiration fait aller le cœur, qui lui-même a besoin du cerveau ; mais cette harmonie des organes ne subsiste pas sans l'influence d'une force qui agit sur le tout, ne dépend d'aucune de ses parties, et préexiste à ces dernières. »

Nécessaire à l'existence de ces parties, elle a la puissance de produire ce qui est indispensable à l'ensemble, et elle existe dans le germe avant que les fonctions du tout soient réalisées.

La matière du germe renferme en puissance l'organisation de l'animal, mais le germe n'est point une miniature des organes futurs, comme le croyaient Ch. Bonnet et Haller ; ils naissent d'un organe simple, ou plutôt d'un blastème rempli de granulations moléculaires formant une cellule, et deviennent de plus en plus compliqués. Cette force existant dans le germe avant les organes ne peut être enchaînée à aucun d'eux chez l'adulte, et il est difficile de prouver qu'elle résulte de la composition et de la combinaison des éléments ; c'est cependant ce que Reil et beaucoup de physiologistes ont tenté de faire.

LXXIV.

Si la vie n'est pas une cause, il faut en faire la conséquence des propriétés d'un corps qui n'est pas encore constitué.

Si la vie n'est pas la *cause* des mouvements de la matière prescíente de sa fin, dans les êtres organisés, elle doit être une propriété de la matière brute pour la formation des végétaux, et de la matière organique des végétaux dans la formation des animaux.

C'est là ce que prétendaient quelques philosophes, partisans plus ou moins avancés des doctrines d'Épicure et de l'atomisme antique, et après eux un certain nombre de médecins parmi les modernes.

Qu'est-ce donc que cette propriété de la matière brute se changeant accidentellement en tissus et en organes végétaux, formant ainsi une matière dite organique qui engendre à son tour des organes animaux vivants, lesquels s'assemblent accidentellement de cent mille façons différentes pour créer les cent mille espèces animales et végétales connues, sans tenir compte de leurs variétés ? Il est difficile de le comprendre.

En effet, les qualités et les propriétés de la matière ne sont pas autre chose qu'un rapport actuel, constant et inévitable, entre ses éléments et les phénomènes qu'on leur attribue ; on ne saurait admettre encore qu'elles soient le futur effet d'une matière qui n'est pas encore rassemblée, qui le sera demain ou seulement au bout de plusieurs années, comme chez un grand nombre d'êtres vivants. C'est cependant ce que l'on soutient en regardant la vie *une* et *identique* chez les êtres comme une propriété de la matière *mobile* et *transmutable*.

Au reste, on se trompe beaucoup, quand on affirme que les innombrables manifestations offertes par les êtres vivants dépendent des propriétés de la matière et des propriétés des tissus; quand on s'imagine, au moyen de cet artifice, mieux expliquer la vie que ceux qui la considèrent comme l'effet d'une force générale active, agissant d'après les lois d'un plan raisonné, et opérant des créations continuelles avec le concours des propriétés physiques et chimiques de la matière brute placée dans des conditions spéciales. C'est là une philosophie qui embrouille et complique le sujet en prétendant l'éclairer. C'est exactement comme si l'on prétendait que des soldats se forment tout seuls, deviennent des fusiliers, des artilleurs, des cavaliers, des ingénieurs, des pontonniers, lesquels se mettent en compagnies, en régiments, et enfin forment une armée gagnant des batailles, sans qu'un plan arrêté d'avance et une direction supérieure aient réglé toutes ces choses pour le but qu'elles doivent atteindre.

Le soldat est aussi nécessaire au général que le général au soldat; mais sans le général point de stratégie, c'est-à-dire d'ensemble harmonique et sympathique, c'est-à-dire d'action en commun entre tous les éléments d'une armée.

Dans cette fausse appréciation des phénomènes de la vie, on substitue à l'action synergique d'un principe d'activité toujours le même pour chaque être vivant des propriétés aveugles d'atomes, de cellules, de tissus et d'organes réunis, on ne sait comment, pour un but commun ; à moins qu'on ne prétende aussi que certaines propriétés de tissu réunies acquièrent la propriété de faire des organes, lesquels auraient à leur tour, s'ils sont groupés en certain nombre, la faculté de se composer la forme et l'enveloppe d'un être vivant. Douer ainsi chaque atome introduit dans le corps vivant de la propriété atomique de chercher sa place au milieu des parties hétérogènes de l'organisation pour composer les os, les muscles, les ligaments, les tendons, les nerfs, etc., ou les viscères, c'est déclarer que l'ensemble harmonique de tous ces organes, c'est-à-dire la vie, est une propriété de ces millions d'atomes organiques groupés d'après leurs propriétés individuelles ; c'est créer mille difficultés pour en éluder une seule, l'aveu du mystère primordial de la vie ; c'est, comme je l'ai déjà dit, prendre l'instrument pour la force et prêter au sens commun une trop forte dose de crédulité.

Qu'un enfant ordonne à son jardinier d'accrocher des cerises aux arbres, parce que dans sa pensée, l'homme chargé du soin des arbres est l'auteur des fruits qu'il a mangés, rien de mieux ; car une jeune intelligence crée toujours des causes et des êtres en rapport avec les ténèbres de sa raison naissante.

Mais qu'un physiologiste, parce qu'il est aussi embarrassé de la cause première des choses qu'un enfant peut l'être des causes de l'apparition des fruits, attribue à chaque partie infinitésimale de la matière la propriété de s'associer à une seconde, à une troisième, à une quatrième, et ainsi de suite à un grand nombre d'autres parties, pour que d'association en association, la propriété change, s'élève et devienne capable de faire un être vivant, quel qu'il soit, cela est difficile à comprendre. Il y a dans cette manière de raisonner quelque chose qui étonne profondément et qu'on ne saurait mieux comparer qu'à ce fantastique procédé d'Hahnemann et des globulistes, qui, avec un atome de substance inerte comme la silice, prétendent faire de dilution en dilution un médicament de la plus terrible énergie (1).

(1) On sait que l'homœopathie emploie les médicaments à dose infinitésimale, et que, pour augmenter leur énergie, elle les dynamise par des secousses particulières que savent faire les adeptes. Un globule est mis dans un verre d'eau, et secoué dans les règles : c'est la *première dilution ;* une goutte de ce produit est placée dans un second verre d'eau et secoué de même pour faire la *seconde dilution.* On fait ainsi jusqu'à la

P. Bérard s'est évidemment trompé en disant : *Il y a des choses bien dures à croire dans l'hypothèse que la vie est un principe, et que c'est elle qui crée les organes à l'aide desquels elle se réalise* (1).

Ce qui me semble dur, non-seulement à croire, mais encore à comprendre, c'est la crédulité, beaucoup moins facile à justifier, de ceux qui accordent aux atomes l'étonnante propriété d'aller aveuglément prendre leur place dans le magnifique ensemble d'un être vivant. « Sans doute, dit Bérard, la matière est mise par le mouvement de la vie dans des conditions particulières, mais les tendances sont aveugles et ne peuvent pas ne pas obéir aux affinités qui les sollicitent (2). »

Le même auteur, en contradiction avec lui-même, avait dit pourtant : « La matière vivante a des propriétés particulières qui semblent la rendre en partie au moins réfractaire aux lois qui régissent les corps bruts (3). »

Il est donc impossible de croire à des propriétés aveugles des éléments de la matière, constituant par leur association en proportion variable la masse des êtres vivants, et il faut admettre qu'un principe

trente-deuxième, et le médicament est d'autant plus actif, qu'il a été plus de fois dilué et dynamisé.

(1) *Cours de physiologie*, t. I, p. 17.

(2) Tome I, p. 76.

(3) Tome I, p. 7.

supérieur entraîne tous ces atomes vers des formes déterminées d'avance, par la promorphose organique, en utilisant les propriétés physiques et chimiques des éléments de la nature.

LXXV.

La force vitale est une cause, car, à égalité de composition du suc nourricier, des tissus de même nature prennent des formes différentes.

Est-ce une propriété de la matière, ou une propriété de la vie prescientе du but à atteindre, que celle qui, à égalité de composition du suc nourricier des animaux et des plantes, donne aux feuilles et aux pétales des fleurs des formes si différentes, aux os d'un même sujet des formes si variables, et qui imprime au bassin chez la femme des dimensions déterminées ?

Est-ce une propriété de la matière ou une propriété de la vie, que celle qui dispose la forme ou la structure des valvules, des veines, la forme et la structure des muscles pour tels ou tels mouvements, pour tels ou tels modes de station des espèces animales, pour telle fonction plus que pour telle autre ?

Sont-ce les muscles qui créent la fonction, ou les fonctions qui créent les muscles, et, dans ce cas, comment voir dans ces manifestations vitales une simple propriété de la matière ?

LXXVI.

La force vitale n'est pas une propriété de la matière organique, car, dans les végétaux, c'est elle qui crée cette matière organique aux dépens de la matière inorganique.

Comment la *vie* ou la *force vitale* pourrait-elle être une simple propriété, c'est-à-dire un effet de matière organique, puisque tout le monde sait que c'est elle, au contraire, qui produit de toutes pièces cette matière organique dans les végétaux, sous forme de principes immédiats, composés, ternaires, quaternaires ou quinaires, d'éléments inorganiques? La vie ne saurait être l'effet de ce dont nous voyons qu'elle est la cause (un même phénomène ne peut être en même temps cause et effet); et si cette explication peut être proposée comme théorie de la nature de la vie chez les animaux qui se nourrissent surtout de matière organique, elle est insoutenable comme théorie de la vie des végétaux, qui créent avec la matière brute diversement combinée des principes immédiats ayant à la fois la puissance de vivre et celle de constituer les tissus et les organes des animaux.

On ne peut donc admettre que la vie des végétaux soit une propriété de la matière organique, puisque, sans en recevoir à titre d'aliment, elle produit cette matière à profusion pour les besoins de la vie de tous les animaux. Une explication de la vie qui ne s'applique qu'aux animaux, et qui laisse en dehors les végétaux, est nécessairement mauvaise; et la conclusion à tirer de ce fait, c'est que la vie est une force qui pousse la matière à des formes et des combinaisons nouvelles différentes de ses propriétés ordinaires.

LXXVII.

Des forces extrinsèques et intrinsèques de la matière dans la nature. La vie est une force extrinsèque des êtres vivants.

S'il y a dans la matière des propriétés dépendant de sa composition et formant ses *qualités intrinsèques*, ces propriétés peuvent devenir causes à leur tour, agir sur d'autres corps, et engendrer des mouvements et des combinaisons où la matière, mise en jeu du dehors, obéit passivement avec ou sans le concours de ses propriétés physiques et chimiques. Dans ces cas son action est secondaire, simple ou complexe; elle doit être considérée comme l'effet de la cause surajoutée plutôt que la conséquence de ses vertus propres : c'est un résultat. Partout, dans l'ordre physique et chimique, comme dans les mécanismes enfantés par le génie humain, la nature nous offre des faits de ce genre, et l'on voit çà et là des forces *extérieures* ou *extrinsèques* modifier ou neutraliser les forces intrinsèques de la matière.

L'aimant qui attire le fer du sol où il est fixé par la pesanteur l'élève contre son poids jusque auprès de lui. Ce même fer, converti en aimant sous l'influence d'un courant électrique, agit de même.

Mais a-t-il changé de structure, d'arrangement moléculaire, de forme? Non. Les propriétés nouvelles, acquises tout à coup, qu'il va prendre ou reprendre à volonté, sont-elles le résultat de qualités intrinsèques du fer en rapport avec sa composition modifiée devenue le principe de son activité? Non ; le fer inerte, n'ayant d'autre activité que celle de sa matière, reçoit d'une force intrinsèque surajoutée le principe de son mouvement et de son influence sur les corps du voisinage. Otez la force, et l'aimant disparaît : ce n'est plus qu'un morceau de fer brut.

Quand on remplit d'électricité une bouteille de Leyde et qu'on en soutire des étincelles brillantes et douloureuses jusqu'à épuisement, a-t-on changé quelque chose à ses dispositions matérielles? Non. La bouteille est vide de ce qui constitue sa raison d'être, et n'est plus rien qu'un corps sans âme. Quelle que soit son origine, l'électricité une fois produite devient à son tour cause de phénomènes physiques et chimiques, au sein d'éléments étrangers à ce corps, et elle engendre ainsi des combinaisons chimiques entre des éléments qui ne se combineraient pas sans son influence. Ainsi se forme l'eau par un mélange convenable d'hydrogène et d'oxygène traversé par l'étincelle électrique. Sans la lumière, les réactions chimiques qui produisent la photographie ne s'accompliraient pas; mais, en ce cas aussi, la combinaison chimique n'est qu'un résultat, elle est secondaire, ainsi que l'indique le nom donné à cette branche d'industrie. De même c'est la chaleur qui vaporise l'eau et en fait des nuages qui retombent en pluie, sous l'influence d'une intervention étrangère.

La vapeur, l'électricité, la pesanteur des gaz, le vent, l'élasticité, etc., sont donc des moteurs qui entraînent la matière d'une façon relative au mécanisme des appareils où ils sont appliqués; mais il est évident que le mécanisme n'est que l'instrument de la force motrice, et ne saurait, sans l'aide d'un régulateur ou d'un secours intelligent, faire de mouvement régulier.

Soit qu'on observe les nombreux phénomènes de la matière, soit qu'on étudie les mécanismes imaginés par l'homme, il est certain que la matière est douée de propriétés intrinsèques en rapport avec sa structure et qui en maintiennent la forme et la composition. Cette matière peut obéir à des forces extérieures surajoutées qui, triomphant de ses affinités ordinaires, la décomposent et l'entraînent dans des combinaisons nouvelles ayant leurs qualités spéciales.

Cela est démontré pour un certain nombre de forces connues, telles que l'attraction, la chaleur, l'électricité, etc., dont les lois ont pu être étudiées.

Si les forces servent ainsi de causes à de nouveaux phénomènes dans la matière, et cela est incontestable, il est possible que d'autres forces inconnues et surajoutées y déterminent aussi des phénomènes qu'on ne connaîtrait que par leurs résultats différents de ceux qui sont produits par l'action physique et chimique des éléments les uns sur les autres.

On voit, par ces exemples, que le fait dont je parle n'a rien de surnaturel et que l'analogie plaide en sa faveur. Cela suffit pour combattre l'opinion de ceux qui placent toujours dans la matière le principe de son activité, et qui font de la vie un résultat de la matière brute ou organisée, en repoussant avec dédain toute idée de force surajoutée. On peut donc, sans méconnaître l'importance des lois physiques et chimiques, dire qu'il y a dans la nature d'importants et nombreux phénomènes produits dans la matière, non en vertu de son activité propre, mais par suite d'influences extérieures, extrinsèques, ajoutées à cette matière.

Non-seulement l'attraction, la chaleur, l'électricité, par leur action dans la nature entière, mettent le fait hors de doute, mais il y a des forces réelles, quoique inconnues dans leurs lois et dans leur essence, qui agissent de même et deviennent le point de départ, la cause peut-être de tous les phénomènes de la matière organique et organisée. Ces forces inhérentes à la matière organique y séjournent à l'état latent, impondérable, et produisent leurs phénomènes par des effets de contact, par catalyse, sans altérer la matière d'où ils sortent ni rien lui faire perdre de son poids : ce sont les *ferments* et les *substances catalytiques.*

Un *ferment* est un moteur ou un mobile de la matière organique, qui, par contact avec elle et sans rien perdre de sa substance, met en jeu des affinités qui sans lui resteraient inactives, et engendre de la chaleur et des gaz.

C'est un agent sur la nature duquel les recherches de M. Pasteur ont jeté une grande lumière, et qui, par contact et non par affinité, entraîne la matière vers des combinaisons nouvelles.

Il agit à la manière de ces corps inorganiques qui, par leur seule présence et sans y participer, décomposent d'autres produits inorganiques. Exemples : Certains oxydes chassent l'oxygène de l'eau oxygénée sans s'altérer eux-mêmes. Le platine très divisé convertit l'alcool en acide acétique, en lui faisant absorber de l'oxygène, et il reste intact.

La diastase et l'acide sulfurique étendu changent l'amidon en glycose, etc., etc. Cette force catalytique de Berzelius, ou catalyse, n'est autre que la puissance occulte que Paracelse appelait *ens*, et dont il reconnaissait l'action sur les corps : *ens Dei*, *ens astrorum*, *ens naturale*, *ens virtutis*, *ens mor-*

borum, etc. Elle démontre par ses effets l'existence d'agents extrinsèques à la matière où s'accomplissent différents phénomènes physiques et chimiques. Cette force se rattache à l'action des *ferments* et de la *fermentation*. Ce sont des phémonènes de même genre, analogues, mais non semblables, qui doivent servir à montrer qu'en dehors des propriétés spéciales, intrinsèques de la matière, indispensables au maintien de son arrangement moléculaire, il y a des influences extérieures, telles que des agents physiques connus ou des agents inconnus, qui décomposent ses combinaisons, les dédoublent, ou en font, au milieu de conditions particulières, des combinaisons nouvelles. Il n'est donc pas impossible que la vie soit une force spéciale, ou, si l'on veut, une influence ajoutée à la matière des êtres vivants, et non une propriété de leur matière; en d'autres termes, qu'elle soit une cause et non un effet, un résultat ou une conséquence de l'organisation.

Qu'est-ce que la force catalytique de Berzelius, et la fermentation admise par tous les savants qui ont le plus contribué aux progrès de la chimie, et qui se sont montrés aussi positifs qu'il faut l'être en matière de science exacte? On l'ignore.

Sont-ce des forces en rapport avec la composition et la structure des corps où elles résident?

Non, car elles existent dans les minéraux et dans la matière organique ou azotée. Y a-t-il quelque chose d'occulte dans leur production et dans leur action ? Oui, et chacun le reconnaît.

La chimie reconnaît donc, en dehors de la matière, des forces agissant sur elle, dont elle ne connaît pas la nature, qui ne dépendent pas du corps mis en mouvement, qui ont quelque chose de caché qu'on ne juge que par les effets. Ces influences constituent les forces extrinsèques de la matière en mouvement. On sait qu'elles agissent dans la nutrition interstitielle et intérieure des êtres vivants, pour la décomposition des substances alimentaires et la recomposition des tissus, et il n'est peut-être pas impossible qu'une influence de cet ordre détermine la mise en acte de l'organisation, c'est-à-dire aux premiers phénomènes de nutrition moléculaire qui s'accomplissent dans les germes fécondés, quand ils sont mis dans un milieu convenable et dans des conditions spéciales à chacun d'eux.

LXXVIII.

Nouvelles preuves pour établir que la vie est une force distincte de la matière du corps vivant.

Il n'y a pas de mouvement sans force corrélative, et il n'y a pas de force indépendante de la matière, a dit Newton. Ce principe, journellement répété par le matérialisme avec un vif sentiment d'admiration, est complétement faux, si on le prend d'une façon absolue. Il n'est vrai qu'avec des restrictions, ce qui en affaiblit singulièrement la portée, et il ne veut pas dire que toute matière porte en elle-même les éléments de son activité. Ce principe n'est juste que dans le monde matériel, et lorsqu'on l'applique aux phénomènes *intrinsèques* observés dans les corps ou provoqués dans leur sein en vertu des propriétés de leurs éléments et sans nulle action extérieure. Là c'est une loi physique parfaitement établie. Il est faux, au contraire, quand il s'agit des choses de l'ordre moral et divin; et, même en physique, il l'est encore quand on l'applique aux mouvements produits par une force extrinsèque à laquelle obéissent les éléments de la matière.

Oui, les corps tombent d'autant plus vite que leur masse est plus considérable et qu'elle est plus éloignée de la surface du sol : c'est une propriété de la matière. Oui, les corps se dilatent sous l'influence de la chaleur dont ils se pénètrent : c'est une propriété de la matière. Oui, le son que rend une corde est en rapport avec le nombre de ses vibrations et le mouvement de l'air qu'elle agite. Oui encore, le frottement et le contact des corps engendrent, *par suite de leur constitution moléculaire*, un fluide dit électrique, dont on fait à volonté une puissance au service de l'intelligence humaine, et tous ces phénomènes, toutes ces forces *produites* par la matière, ne sauraient se comprendre d'une façon abstraite, distincte de la substance matérielle, ni indépendante de ses propriétés.

Au contraire, une force née de la matière peut, d'une façon *extrinsèque*, être le point de départ de mouvements dont elle n'est que l'occasion et que la matière subit plus ou moins, contre lesquels même elle lutte par ses propriétés naturelles *intrinsèques*. Les vents, dont personne ne connaît encore certainement ni la cause, ni les lois, emportent quelquefois à de grandes distances des masses énormes qu'ils soulèvent contre leurs propriétés habituelles de gravitation vers le sol. L'électricité accumulée dans une bouteille de Leyde peut, en passant dans un mélange convenable d'hydrogène et d'oxygène, faire de l'eau ; dirigée à travers des fils métalliques, elle porte les signes de notre pensée aussi vite que l'éclair, à une distance de plusieurs millions de kilomètres. L'eau dilatée par le feu, convertie en vapeur, devient une force que le génie de l'homme applique à toutes ses industries, et dont il a fait un moteur universel. Un ferment, sans rien perdre de sa substance, peut communiquer à la matière, en de certaines conditions, des mouvements de composition et de décomposition bien déterminés, une chaleur particulière, etc.

Mais est-ce que dans ces différents cas la force produite est une propriété de la matière mise en jeu ou du mécanisme des appareils dans lesquels elle agit, et n'est-elle pas surajoutée à cette matière ou à ces appareils en vue d'un but final connu par le génie humain? Est-ce que les forces, quelle que soit leur origine, ne sont pas à leur tour la cause d'effets puissants dans la matière inerte à leur égard, subissant cette influence, et luttant quelquefois contre ses propriétés physiques habituelles? Donc il y a des phénomènes, c'est-à-dire des actes et des mouvements de la matière, qui dépendent de *forces extrinsèques* ajoutées et incontestablement distinctes du corps où s'accomplit le mouvement. Connues ou inconnues dans leur essence (comme la fermentation), une fois produites, elles deviennent à leur tour cause d'effets dont elles sont le seul et unique principe. Ainsi, outre les effets particuliers de la fermentation, la lumière solaire fait détoner un mélange d'hydrogène et d'oxygène en formant de l'eau; c'est elle aussi qui détermine la production de la matière verte des plantes, qui détruit les couleurs, etc.

La chaleur que produit la combustion du carbone et de l'oxygène est le principe de toute végétation.

L'électricité sortie du frottement, de la décomposition ou du contact des corps, est l'agent de la plupart des compositions organiques. L'attraction et la gravitation, propriétés de la matière, sont, comme on le sait, le principe du mouvement des astres, du cours des saisons, du flux de la mer, etc.

Là encore on voit les forces nées de la matière devenir le principe d'actes nouveaux dans le monde ou dans les corps soumis à leur influence, et ces forces s'emparer des éléments pour créer de nouvelles combinaisons qu'elles maintiendront ou dirigeront d'après leur nature, d'après leur intensité, et en combattant contre d'autres forces inhérentes à la matière.

Il en est ainsi de la vie et des opérations qui caractérisent tout ce qui est vivant. Au sein de l'univers et dans l'immensité des mondes, en vertu des lois de l'intelligence suprême qui a tout ordonné, une force que nous ne connaissons que par ses effets, dont nous ignorons la nature et l'origine, la *vie*, peut s'emparer de la matière pour en faire des combinaisons spéciales, et créer, en luttant contre les forces physico-chimiques, des produits secondaires dont l'assemblage constitue les milliers d'espèces végétales et animales connues. Elle tient aussi sous son empire la matière, qu'elle dirige d'après des lois nouvelles vers une fin spéciale, sous une forme prédéterminée, avec des propriétés particulières en rapport avec son principe ou avec la structure des organes qu'elle a créés à son usage : ce sont les *propriétés vitales* et les *propriétés organiques*.

Mais si les propriétés vitales et organiques sont l'attribut des parties vivantes et des organes spéciaux où elles se manifestent, si l'on ne peut les concevoir indépendantes de ces parties et de ces organes, la force qui les a produites en est tout aussi indépendante que la chaleur et la lumière, par exemple, peuvent l'être des phénomènes qu'elles produisent. Et de même qu'on peut comprendre la chaleur indépendante de la combinaison des corps, bien qu'elle soit le principe de leurs combinaisons, on doit considérer la *vie* comme une force active et inconnue de l'univers au sein duquel nous sommes, pour créer les combinaisons de la matière qui donnent la substance et la forme des êtres animés.

LXXIX.

La force vitale est la cause de la succession des métamorphoses organiques.

Si l'on ne regarde que l'homme adulte, les animaux tout faits, les plantes complètes avec leurs racines et leurs feuilles, on comprend que des esprits superficiels, séduits par le mécanisme physique et chimique de ces êtres, assurés de suspendre leur vie par la suppression d'un organe, considèrent l'existence comme un résultat du jeu des organes, absolument comme ils rapportent la progression d'une voiture à la rotation des roues par la traction du cheval. Mais doit-on raisonner ainsi? Le médecin a-t-il le droit, scientifiquement parlant, de taire tout ce qui regarde le développement des êtres, pour ne parler que de l'être tout formé? Évidemment non. C'est supprimer dans la recherche d'une vérité des moyens qui peuvent conduire à sa découverte, et celui qui le fait sciemment, ferme les yeux à la lumière. Oui, dans l'homme tout formé, l'organisation est si complexe, si délicate, que la vie semble être le résultat du jeu des organes, car elle cesse avec leurs fonctions. Mais en considérant l'homme à son origine, dans l'ovule fécondé, avant toute trace d'organisation, lorsque le mouvement et l'impressibilité ou sensibilité inconsciente existent sans tissus appréciables et sans nerfs, lorsque le sang se meut et circule sans vaisseaux, si la vie est un résultat, elle est la conséquence de la structure de l'œuf à cette époque. Le lendemain, par suite du développement de l'être, l'organisation aura changé, et la vie aura dû changer avec elle; ainsi de suite de minute en minute, d'heure en heure, de jour en jour, de la naissance à la puberté, à la vieillesse et à la mort.

Il est certain qu'en la rapportant à l'organisation, elle n'est pas deux moments de suite semblable à elle-même. Ou bien ce sont autant de vies particulières représentées par autant d'organisations différentes, suivant l'époque où l'on étudie l'être humain, supposition contraire au fait de l'unité vitale; ou bien la vie de l'être présent, résultat d'une organisation momentanée, est cause de la vie de l'être qu suit, qui sera demain ou dans vingt ans, c'est-à-dire effet et cause à la fois, ce qui est absurde

Dans le premier cas, la vie totale de l'individu est morcelée à l'infini, d'après le nombre infini des formes matérielles de cet individu qui n'est pas deux minutes de suite matériellement semblable à lui-même, et alors l'identité humaine périt avec l'unité vitale. Dans le second cas, la vie faite par l'organisation d'aujourd'hui, résultat ou effet de cette organisation, prépare cet autre organisme qui sera dans vingt ans la suite de l'être actuel, et elle devient la cause de ce que quelques personnes regarderont alors comme un effet.

On arrive donc ainsi à confondre l'effet avec la cause, à considérer la vie, tantôt comme une cause agissant à distance sur la matière, tantôt comme un effet de cette matière rassemblée dans l'être vivant; en d'autres termes, faire de la vie une cause et un effet tout ensemble, ce qui est trop peu logique.

LXXX.

La vie est une force extra-organique, produisant d'une façon secondaire des forces intrinsèques dans la matière où elle est incarnée.

Les ferments, qui dédoublent la matière ou qui engendrent des combinaisons nouvelles douées de propriétés spéciales en rapport avec leur compesition, qui produisent des gaz délétères, comme l'acide carbonique, dont le contact peut tuer et dont la tension peut faire éclater des machines, sont des forces extra-organiques susceptibles de produire d'autres forces intimement liées à la nature des matières où elles se manifestent. « *Ils ne paraissent* » *agir que comme des mobiles qui décident en quel-* » *que sorte les substances à réagir entre elles* (1). »

Ils n'empruntent ni ne cèdent rien aux corps qu'ils décomposent ; leur poids est le même avant et après leur action, et ce sont des mobiles extrinsèques de la matière, véritables agents inconnus de nouvelles combinaisons douées à leur tour de propriétés spéciales. Ces forces inconnues réagissant sur des matières étrangères comme principe de décomposition et de recomposition, démontrent que le mouvement des corps n'est pas toujours actif, que la matière ne possède pas nécessairement en elle son propre mobile, et que les propriétés d'un corps ne sont rien dans l'étude de sa formation. Elles établissent, au contraire, que la matière, tout en étant douée de *propriétés intrinsèques spéciales*, peut obéir passivement à des forces *extérieures inconnues* et *surajoutées* qui la dirigent vers des combinaisons nouvelles. Au reste, ce qui arrive dans le phénomène de la composition chimique des corps, se présente

(1) Robin et Littré, *Dict. de médecine de Nysten*, art. FERMENT.

journellement dans leurs phénomènes statiques, et s'il y a dans la matière des mouvements extérieurs d'attraction, de répulsion, d'expansion, etc., des qualités de poids, de chaleur, de froid, des propriétés acides, alcalines ou autres, il y a aussi des mouvements communiqués par des impulsions mécaniques, moins curieux peut-être que les actions mystérieuses de la *catalyse* et que l'acte de la *fermentation*, mais qui n'ont pas une moindre importance au point de vue du principe que je veux établir.

Pourquoi, si les corps bruts ont des forces extrinsèques, motrices et catalytiques, les corps vivants n'en auraient-ils pas? Pourquoi ce qu'on appelle la vie ne serait pas une force spéciale surajoutée à la matière qu'elle dirigerait vers certaines combinaisons de structure, de forme et d'espèces ou de variétés, tout comme ces ferments qui créent de nouvelles combinaisons de la matière avec des qualités spéciales? Je ne dis pas que la vie soit un ferment, bien qu'on puisse le soutenir ; mais si cela était, tout le monde trouverait naturelle cette force surajoutée à la matière pour constituer la multitude des êtres vivants. Cela n'est pas démontré; mais il n'est pas impossible qu'on le démontre, et en tout cas on comprend, par cette hypothèse et ces rapprochements d'une bonne analogie, que la vie puisse être le *principe* et non le résultat de l'*organisation*.

Je n'en veux pas davantage pour le moment; cette

importante conclusion me suffit. Sans rien préjuger des découvertes de l'avenir sur la nature du principe de la vie, je réalise son être dans ma pensée par l'analyse de ses effets essentiellement distincts de ceux qu'on observe dans la matière inanimée, et par suite de ces effets opposés je conclus à la nécessité de causes différentes, soit la cause vitale, soit les causes physiques. Cause vitale, force ou principe de même nom, peu importe le mot à celui qui déclare n'en pas chercher la nature, et qui, satisfait d'avoir démontré la réalité du mobile extrinsèque d'un grand nombre d'actes physiques et chimiques étrangers à la matière où ils s'accomplissent, croit qu'il est raisonnable d'admettre, ne fût-ce que par analogie, une force vitale, peut-être un ferment distinct des propriétés physiques et chimiques des corps où s'accomplissent les actes vitaux. Force extrinsèque surajoutée à la matière organique pour produire la vie, comme la levûre reproduit la levûre, elle crée dans chaque être, pour les fonctions qu'il lui faudra remplir plus tard, des organes à son usage ; elle lui donne la sensibilité sans organes de sentiment, le mouvement sans muscles et sans fibres, la respiration sans appareil respiratoire, la circulation sans cœur ni canaux vasculaires, la vie sans le nœud vital, et ce n'est que par degrés qu'elle perfectionne les organes à ce point que ceux qui ne voient les choses qu'à la surface ont pu dire que les organes créaient les fonctions, alors qu'avec plus de pénétration et d'études, ils auraient pu savoir, au contraire, que c'est la fonction qui crée les organes. Jamais encore le nid n'a fait l'oiseau. C'est donc une grande erreur physiologique que de réunir, à titre de similitude, les lois de l'être vivant avec celles qui régissent la matière brute ; et ceux qui cherchent à faire de la biologie et de la médecine une branche de la chimie (car il en serait ainsi, si la vie n'était qu'une propriété de la matière), ont tort de dire qu'il n'y a pas de force sans substratum matériel, et que ce qu'on appelle *force vitale* n'est qu'un effet de l'organisation.

Au contraire, il faut savoir reconnaître qu'il y a des *forces extrinsèques* à la matière qui lui donnent des qualités ou des propriétés nouvelles par suite d'un arrangement nouveau des molécules, et la force vitale est de ce nombre, ce qui n'empêche pas ensuite les phénomènes des êtres vivants de se réaliser à l'aide des actions physiques et chimiques ordinaires.

LXXXI.

La force vitale peut cesser d'agir sans cesser d'être et sans rien perdre de sa puissance sur la matière.

De curieuses expériences faites sur les rotifères, sur les tardigrades et sur les anguillules par Spallanzani, ont établi que ces infusoires, desséchés avec précaution et réduits à l'état de matière inerte sous l'apparence d'un fragment de colle, peuvent, après plusieurs mois et même après plusieurs années, revivre sous l'influence de l'humectation par un peu d'eau ; reproduites par un grand nombre de naturalistes, leur résultat n'a été contesté que par quelques personnes peu au courant des précautions à prendre dans cette vérification. Rudolphi, Dugès, Bory de Saint-Vincent, Pouchet (1) et les autres contradicteurs de Spallanzani se sont trompés eux-mêmes sans pouvoir détruire les faits bien dûment acquis à la science. Il n'y a aucun doute à conserver sur la réalité de ces belles observations, qui viennent encore d'être confirmées par M. Doyère et par le professeur Gavarret. Ces différents infusoires, desséchés à froid de façon à ne pas détruire leur matière organique, peuvent ensuite être soumis à une température de plus de 100 à 125 degrés centigrades, sans périr, et au bout de plusieurs mois reprendre leurs fonctions quand on les plonge dans l'eau. Chez eux, la vie peut cesser ses manifestations sans cesser d'être et sans perdre l'empire qu'elle a sur la matière.

Parmi ceux qui ont nié les résultats de cette expérience, les uns ont prétendu que la dessiccation était incomplète au moment de la réviviscence,

(1) *Recherches et expériences sur les animaux ressuscitants.* Paris, 1859.

et ils ont pensé que l'animal avait pu conserver la quantité d'eau nécessaire au maintien de sa vie. D'autres, comme M. Pouchet, ont ajouté que dans une expérience bien faite, c'est-à-dire avec une dessiccation absolue, le retour à la vie était impossible. Nier la dessiccation d'un petit être spongieux et humide qui a passé plusieurs heures dans le vide d'une machine pneumatique, qui a supporté ensuite une température de plus de 125 degrés, dépassant celle de l'eau bouillante, et soutenir qu'il renferme encore une quantité d'eau infinitésimale, non susceptible d'appréciation par l'analyse et la balance la plus délicate, me paraît la plus étrange des hypothèses de la part de ceux qui ont la prétention de n'en point faire. Soutenir avec Leeuwenhoek que les rotifères soumis à l'expérience conservent de l'eau en fermant les pores de leur peau, qui devient dure et imperméable comme celle des œufs de papillon, ne prouve absolument rien ; car une enveloppe imperméable de dedans en dehors sous le vide et à une chaleur de plus de 125 degrés, ne saurait être perméable de dehors en dedans. Toutes ces hypothèses émanées de savants qui prétendent à une grande exactitude d'observation, et qui font des agents physiques la cause de la vie, ne démontrent rien. Il est possible que l'eau soit nécessaire à l'entretien de la vie des rotifères pour supporter le vide et une chaleur de 125 degrés, je ne soutiens pas le contraire ;

mais il faut qu'on le démontre, et ce n'est pas assez d'affirmer la présence de ce liquide contre toute vraisemblance et contre toute démonstration physique. — Ou le rotifère est perméable, et il n'y a pas de molécule d'eau du volume de cet infusoire qui ne se vaporise par le vide et par une chaleur de 125 degrés; ou il est enveloppé d'une coque imperméable qui craquera par la dilatation de l'eau portée au delà de la température de l'eau bouillante, ce qui n'arrive pas. D'une façon ou de l'autre, il me paraît difficile de ne pas croire à la siccité des infusoires soumis à l'expérience, et, dans l'espèce, la négation du fait sans preuves n'est qu'une hypothèse contraire à l'esprit de la science.

Quelques-uns enfin ont reconnu la possibilité de la dessiccation ; mais ils ont en même temps soutenu la réalité de la mort et contesté la possibilité de la réviviscence. Ce sont ceux qui ont soumis les rotifères encore humides à une chaleur de 100 degrés, sans se douter qu'à une pareille température ils opéraient la *cuisson des infusoires*, la désorganisation de la matière organique et se mettaient dans des conditions mauvaises, toutes différentes de celles où s'était placé Spallanzani dans ses expériences. Cette façon de procéder ne saurait conclure contre la réviviscence des infusoires desséchés avec les précautions convenables.

On peut donc considérer comme vraies, malgré

toutes les dénégations dont elles ont été l'objet, les observations de Spallanzani sur la mort apparente et sur la réviviscence des infusoires desséchés ; mais, après la question de fait, vient la question de doctrine, qui n'est pas la moins importante. Oui, des infusoires bien desséchés ont pu revivre par l'humectation ; mais ces infusoires ont-ils été tués dans l'expérience, comme le pensent Fontana et plusieurs physiologistes, ou sont-ils doués de la vie à l'état latent ? Voici comment s'exprime Fontana : « Un animal dans cet état de dessèchement total de parties, d'immobilité d'organes, est certainement mort, selon moi, et il doit l'être pour tout le monde ; autrement nous serions exposés à un pyrrhonisme capricieux et déraisonnable. Un poisson, par exemple, desséché au soleil ou dans les étuves pendant vingt ans de suite et rendu plus dur que du bois, passerait encore pour vivant. J'avoue que je ne peux pas concevoir de vie sans action, ni d'action sans mouvement, ni de mouvement organique, lorsque les organes sont desséchés. *Cet état est donc pour moi l'état de mort* (1). »

La juste considération dont jouissent les recherches de Fontana n'oblige personne à le suivre sur le terrain toujours délicat de l'appréciation des faits, surtout lorsqu'il s'agit d'accepter comme justes une

(1) Fontana, *Sur le venin de la vipère*, 1781, t. I, p. 315.

comparaison fautive et des conséquences mal déduites. — Personne ne voudra comparer avec lui un rotifère desséché, dont les organes sont immobiles, et qui reprend ses fonctions dans l'eau, avec un rotifère mort ou avec un poisson desséché dont les organes sont également en repos absolu et qu'on ne ressuscitera jamais. Faire avec lui de l'immobilité complète des organes un caractère de la mort, est une chose impossible.

On ne peut donc pas dire que le repos absolu des organes produit par la dessiccation complète des rotifères, des tardigrades, des anguillules, soit le témoignage de la mort de ces infusoires ; il y a dans cette affirmation une hypothèse que rien ne justifie, si ce n'est l'idée philosophique que la vie est un résultat au lieu d'être un principe, et qu'elle est, selon la célèbre définition de Bichat, « l'ensemble des fonctions qui résistent à la mort. »

Dans cet ordre d'idées, fonctions, action et mouvement sont synonymes, et, par cela même que l'action est supprimée, il en est de même des fonctions, et la mort est certaine. Un rotifère desséché sans fonctions appréciables est un être mort. C'est comme si l'on disait qu'un homme au cachot noir est aveugle, et qu'il est paralysé quand on le force à être immobile. Quand on considère la vie comme un principe dirigeant la matière vers un but déterminé par les lois de l'espèce, avec le secours de tous les éléments naturels, peu importe que les fonctions soient momentanément supprimées : le fait du retour des fonctions après une épreuve aussi destructive qu'une température de 100 degrés prouve qu'on n'avait pas tué l'animal, qu'il avait conservé la vie en puissance, et qu'on n'avait supprimé qu'une ou plusieurs des conditions extérieures qui sont nécessaires à son exercice.

Au reste, les rotifères et les anguillules ne sont pas les seules créatures dont la vie puisse être ainsi suspendue par l'absence des conditions indispensables à son entretien. Un phénomène semblable s'observe sur les *filaires de Médine*, qui sont vivipares, et dont la larve, mise sur la plaque de verre d'un microscope et desséchée pendant six à douze heures, peut reprendre son agilité et son énergie par l'addition d'une petite quantité d'eau (1). On l'observe également sur la *limace agreste*, dont les œufs, revêtus d'une membrane mince et élastique, peuvent être desséchés sur un poêle, racornis, et gardés pendant cinq à six mois dans une boîte, pour éclore au bout de ce temps, si on les humecte. L'embryon se développe alors, et devient un animal parfait entièrement semblable à ses parents (2).

(1) Deville, Ch. Robin ; Moquin-Tandon, *Zoologie médicale*, p. 337.

(2) Dujardin, Moquin-Tandon.

LXXXII.

La vie lutte contre les propriétés chimiques de la matière pour assurer son exercice.

Quand les médecins disent que la vie, en vue d'assurer son exercice, a pour effet d'entraîner la matière brute et la matière organisée vers des combinaisons nouvelles, quelques chimistes feignent de comprendre que la vie, en tant que *force extra-organique*, a un tel empire sur la matière, qu'elle accomplira elle seule ses fonctions respiratoire, digestive et autres, en dehors des lois physiques et chimiques ordinaires. Ils supposent très sérieusement qu'il y a des médecins à qui l'on demande : Comment s'opère la digestion ? et qui répondent : Par la force vitale. Comment s'accomplit la respiration? Par la force vitale? Comment les aliments amylacés se transforment-ils en sucre? Encore par la force vitale. Ainsi, la force vitale et toujours la force vitale, pour expliquer qu'un homme est vivant. Ce peut être un procédé commode pour se donner raison, que d'abaisser ses adversaires, mais une telle argumentation ne trompe que les ignorants. Quand un médecin dit : « La vie entraîne la matière à des combinaisons nouvelles distinctes de ses propriétés ordinaires », ce que de nos jours ont répété les plus illustres chimistes, Berzelius, Thenard, Dumas et autres, il veut parler de cette force d'ensemble qui réalise tout l'être vivant, homme, animal ou végétal, de cette force qui réagit sur le tout par la partie, qui brise les affinités chimiques de la matière pour l'incorporer à ses tissus, qui crée des tissus et des organes pour un but lointain et personnel ; il ne prétend pas dire que dans l'homme vivant, les combinaisons et les opérations nécessaires aux besoins de la vie se fassent sans que s'exercent l'affinité chimique ou l'endosmose. Il ne soutient pas que les exhalations d'acide carbonique et d'eau faites par tous les êtres vivants ne soient la conséquence de la combinaison du carbone et de l'hydrogène des aliments avec l'oxygène de l'air qui a pénétré dans les tissus. Non, et tous les physiologistes protestent contre de semblables accusations. Ce que le médecin peut dire, c'est que l'être vivant, en tant que vivant, fait plus ou moins d'acide carbonique et d'eau, c'est-à-dire consomme plus ou moins d'oxygène dans un temps donné, d'après son âge, son tempérament, son sexe, son état moral, son état de santé, de maladie, de sommeil ou de veille, etc., d'après des besoins qui paraissent être intelligents, puisqu'ils se rapportent à l'accroissement et à la conservation de son être. Or, tout en croyant que l'oxygène, avec l'hydrogène ou avec le carbone des tissus, fait de l'eau et de la chaleur dans la partie vivante où il se combine, phénomènes bien connus de tous ceux qui ont fait un peu de chimie, il faut que le médecin, s'il est véritablement instruit des opérations de la nature, sache que le matin ou le soir, l'hiver ou l'été, triste ou satisfait, l'homme n'absorbe pas en respirant la même quantité d'oxygène et ne rejette pas la même quantité d'acide carbonique et d'eau ; que par conséquent la vie a une influence sur les combinaisons chimiques de la respiration et sur la production de la chaleur animale; qu'elle les active, qu'elle les modère, et que, selon ses besoins, elle lutte contre les propriétés comburantes de l'oxygène, influence inconnue au morceau de charbon allumé plongé dans ce gaz, où il brûle activement et complétement.

Ces faits de l'ordre physique sont incontestables. Collard de Martigny les a mis hors de doute. Un enfant, dont les poumons sont plus petits et d'une capacité moindre que des poumons d'adulte, absorbe plus d'oxygène et rejette plus d'acide carbonique que lui. Si avec de petits poumons, c'est-à-dire avec une surface d'absorption moins étendue, et une moindre capacité thoracique, ce qui est en rapport avec la petite taille des sujets, d'après la loi spirométrique d'Hutchinson (1) (chaque pouce de taille donne aux poumons une capacité en plus de

(1) E. Bouchut, *Pathologie générale*, p. 727 : *De la spirométrie.*

8 centimètres cubes), il y a plus d'oxygène absorbé, il faut bien admettre que la vie pour ses besoins peut à un moment donné activer l'endosmose de l'oxygène.

Autre exemple. En hiver, l'homme consomme plus d'oxygène qu'en été, et dans cette saison il résiste mieux au froid qu'en été, et cela sans perdre de sa température. Ce sont des actes intelligents que nous avons su découvrir, et que nous imitons tant bien que mal en nous couvrant de vêtements de laine pendant la saison froide de l'hiver.

Or, si l'homme fait, par prévoyance instinctive, plus de chaleur en hiver qu'en été, et s'il résiste mieux alors au froid sans voir diminuer sa température propre, on peut soutenir que la vie à ce moment, pour ses besoins et par l'intermédiaire des poumons, entraîne plus d'oxygène dans l'organisme, y fait plus d'acide carbonique et d'eau, et commande à la matière en utilisant ses propriétés.

Un homme malheureux et triste, glacé d'effroi, d'épouvante, soumis pendant longtemps à des émotions morales dites dépressives, consomme moins d'oxygène et fait moins de chaleur. C'est ce qu'on observe sur un certain nombre d'hypochondriaques. Dans ce cas, la vie déprimée moralement commande à la matière, et, tout en utilisant ses propriétés, agit moins sur elle que dans les jours de bonheur et de prospérité. Ce sont là des choses délicates que faute d'études spéciales, les chimistes peuvent révoquer en doute, mais qu'un médecin expérimenté ne saurait ignorer.

Ce que la vie, comme *force d'ensemble*, fait pour la respiration, d'après ses besoins et d'après les troubles que peut subir cette fonction, en prenant plus ou moins d'oxygène dans l'air, en faisant plus ou moins de chaleur animale, elle le fait également pour la digestion, pour la circulation, pour les sécrétions et pour toutes ses opérations organiques.

Libre aux chimistes d'affirmer que parmi les médecins, ceux qui ont professé le vitalisme, et ce sont les plus célèbres, ont expliqué la digestion par la force vitale. C'est, comme je l'ai dit, une fausse accusation. Il n'est pas un médecin qui ne sache que la décomposition des aliments et leur conversion en chyle soient le résultat de l'affinité chimique, mais tous reconnaissent que cette formation de chyle s'accomplit sous l'influence de la vie. Il n'y a qu'un chimiste qui puisse dire que la digestion se fait dans l'estomac comme dans une cornue, et pour envisager comme complètes, et identiques avec celles de la vie, ces digestions qu'on appelle les *digestions artificielles* et qu'on exécute dans un laboratoire.

Pour le médecin, les échanges moléculaires qui se font dans l'estomac et dans les capillaires se font sous l'influence des affinités chimiques, mais ils sont modifiés par l'exercice de la vie.

Cette résistance aux propriétés chimiques de la matière s'observe jusque dans les graines et les œufs fécondés.

Ainsi Hunter (1) a fait connaître que, dans l'œuf, le jaune et l'albumine non employés au moment de l'éclosion sont restés sans se gâter pendant trois semaines à une température de 40 degrés centigrades dans le nid de la poule, tandis qui si l'œuf n'éclôt pas, le jaune se putréfie beaucoup plus rapidement. C'est là un résultat qui prouve que la vie dans l'œuf a retardé la putréfaction de l'albumine, c'est-à-dire a lutté contre l'influence des lois chimiques sur l'albumine morte.

Un œuf congelé, puis dégelé, et par conséquent mort, fut ensuite mis avec un œuf frais, c'est-à-dire vivant, dans un mélange réfrigérant à 9 degrés centigrades au-dessous de zéro, et ce dernier ne fut gelé que sept minutes et demie après l'autre. Il avait résisté au froid. Dans une autre expérience, un œuf frais soumis à une température de — 8°,33 degrés centigrades, mit une demi-heure à geler. Après dégel on le soumit à une température moins basse de — 3°,88 centigrades, et il gela en un quart d'heure. La vie l'avait donc primitivement doué d'une force de résistance au froid qu'il n'avait plus après qu'on l'eut tué par la congélation.

Dans une autre expérience, un œuf frais et un œuf

(1) Hunter, *OEuvres*, trad. Richelot, t. I, p. 258.

qui avait été gelé furent mis dans un mélange à — 9°,44 centigrades. L'œuf dégelé descendit rapidement à 0° et gela, tandis que l'autre descendit à — 1°,39 centigrades et ne fut gelé que vingt-cinq minutes après l'autre, c'est-à-dire après l'œuf privé de vie. Celui-ci avait donc une chaleur moindre que l'œuf frais, c'est-à-dire que l'œuf vivant.

Sans organes de respiration, ni de circulation, ces instruments nécessaires chez l'homme pour la production de la chaleur animale, la matière amorphe de l'œuf fécondé absorbe donc de l'oxygène, exhale un peu d'acide carbonique, et maintient l'œuf à une température de un à deux degrés supérieure à celle du milieu ambiant. Il est évident que dans ce cas, la vie, quelle que soit sa nature, a soustrait la matière amorphe de l'œuf fécondé à la décomposition, c'est-à-dire à l'empire des lois chimiques ordinaires, et que, sans tissu formé, sans organe reconnaissable, de tout point semblable à celle de l'œuf non fécondé, cette matière fécondée, mais non couvée, rompt la combinaison chimique de l'air extérieur, lutte contre l'affinité des gaz qui le composent, et prend pour ses besoins autant d'oxygène que cela lui est nécessaire.

Des phénomènes semblables s'observent chez les *anodontes* et chez les *paludines*, bivalves qu'on peut enfermer longtemps dans un morceau de glace, et qui, après dégel, continuent de vivre (Joly, de Toulouse); chez les *poissons*, qu'il est possible de congeler de la même manière sans les faire périr (Duméril); enfin chez les *sangsues*, et dans ces cas M. Moquin-Tandon a vu revivre des sangsues emprisonnées sous la glace et gelées à un degré tel, qu'on pouvait en prendre une et la casser comme du verre.

LXXXIII.

La vie lutte contre les propriétés chimiques des virus. — Idiosyncrasies. — Immunité.

La meilleure preuve qu'on puisse donner de la réalité des actions chimiques dans la production des phénomènes de la vie, c'est leur action incontestable dans la production des phénomènes morbides, c'est-à-dire de la maladie. En effet, les ferments de la variole, du cow-pox, du typhus, de la syphilis, etc., agissent chimiquement sur l'homme pour altérer le sang et les humeurs, et se reproduisent au centuple, de façon à infecter des contrées entières et des millions d'individus. Mais à côté de ce fait chimique il y a un fait vital, que l'intelligence du médecin peut seule pénétrer, c'est l'*immunité* (1), qu'on observe sur un certain nombre d'individus qui vivent au milieu des foyers épidémiques, ou qui sont inoculés de la vaccine, de la variole, de la syphilis. Il est évident

(1) Voyez plus haut, page 107.

que dans ces cas les propriétés chimiques du virus ou du ferment ont été neutralisées d'une façon naturelle par la vie de l'individu, absolument comme on provoque artificiellement cette immunité, puisqu'une première atteinte de vaccine, de typhus, de variole, etc., préserve d'une seconde, c'est-à-dire met l'économie en disposition de résister à l'action chimique de la fermentation virulente.

Vingt personnes vont respirer l'air des marais Pontins, dont l'action chimique est bien connue, et la moitié seulement aura la fièvre intermittente. Dix mille hommes encombrés dans une place assiégée vont infecter l'air et se donner le typhus ou la dysenterie, mais tous ceux qui vont respirer cet air gâté, vicié, ne seront pas malades; et il en devrait être ainsi, si le principe fermentescible absorbé par le sang circulant avec lui et se mêlant aux combinaisons moléculaires des tissus, n'agissait que par des propriétés chimiques, et si la vie, *par son impressibilité*, ne pouvait lutter contre cette influence délétère venue de l'extérieur.

La périodicité des maladies constitutionnelles, eurs manifestations intermittentes, la localisation d'une maladie générale, témoignent encore de l'activité de la vie.

Une femme hydropique par suite d'hypertrophie du cœur et de cirrhose hépatique prend de l'infusion de digitale, urine beaucoup, et voit diminuer l'infiltration séreuse des membres et du ventre. Elle urine plus d'eau qu'elle n'en boit, ce qui dénote une rapidité de sécrétion rénale inusitée. A quoi tient cette action diurétique de la digitale? Faut-il l'attribuer à une combinaison chimique de la digitaline avec les éléments du sang, avec l'eau, avec le tissu des reins, à la diminution de fréquence des battements du cœur? Personne ne pourrait le dire, et le plus osé des chimistes pas plus qu'un autre. Nulle propriété physique ou chimique de la digitale n'explique son action diurétique, et prononcer qu'elle résulte des propriétés inconnues de la matière c'est dire une chose beaucoup moins intelligible que de l'attribuer à une faculté vitale.

LXXXIV.

La vie lutte contre la pesanteur.

Si, dans l'état habituel, la taille de l'adulte présente d'un jour à l'autre peu de différence, cela tient à la résistance des cartilages intervertébraux vivants contre le poids de la tête et des membres supérieurs. En effet, cette résistance peut être vaincue par un effet prolongé de pesanteur verticale. En vingt-quatre heures on peut faire varier de quelques centimètres la taille d'un jeune homme ou d'un enfant. Il suffit pour cela d'une grande fatigue corporelle par une course excessive et prolongée. La taille s'abaisse alors et diminue de 1 à 2 centimètres (1). C'est la conséquence de l'écrasement ou plutôt de l'affaissement des cartilages intervertébraux sous le poids de la tête et des membres supérieurs.

LXXXV.

La vie peut modifier la production de la chaleur animale.

Les malades atteints de pneumonie aiguë ont une vive rougeur, avec augmentation de température de 1 à 2 degrés ordinairement, sur la pommette correspondant au poumon malade, et quelquefois sur la pommette du côté opposé.

Les animaux auxquels M. Cl. Bernard enlève le ganglion cervical supérieur du grand sympathique ont dans l'oreille et dans le côté correspondant du visage une augmentation de 1 à 2 degrés de température.

L'émotion, le plaisir, le travail assidu, l'amour, donnent aux joues une chaleur inaccoutumée que révèle le thermomètre par une ascension de 1 à 2 degrés, etc.

Est-ce que dans la pneumonie, ou après l'ablation du ganglion sympathique supérieur au cou, et sous

(1) Buffon, *Tableau de l'accroissement d'un jeune homme de belle venue.*—Bouchut, *Traité des maladies des nouveau-nés*, 4e édit., p. 888 : *De la croissance.*

l'influence des passions, il y a une plus grande combinaison d'oxygène avec le carbone des joues et des oreilles, et l'augmentation de température n'est-elle pas le fait d'une augmentation de sang sous l'influence des opérations de la vie ou des mouvements de l'âme?

Certaines parties, les genoux, les pieds, les mains, sont toujours froides chez quelques personnes d'ailleurs bien portantes; un malaise refroidit toute la peau d'une façon notable. Il y a des maladies, la pneumonie, la variole, etc., qui produisent pendant une ou deux heures un refroidissement superficiel très marqué; il y en a d'autres, comme la fièvre intermittente, dont la période de froid est caractérisée par un refroidissement superficiel de la peau, appréciable au thermomètre, et par un refroidissement de l'air expiré des poumons, bien que la température des aisselles soit de deux degrés supérieure à la température normale. Il y a le choléra, qui abaisse la température de la langue, de la peau, des mains, et des pieds, de l'air expiré, à 21 et 28 degrés centigrades, laissant normale la température de l'aisselle, ou l'augmentant même de 1 à 2 degrés. Il y a des paralysies qui, à une certaine période, provoquent toujours dans les parties privées de mouvement un abaissement de la température normale à 31 et 33 degrés centigrades. Il y a enfin des mouvements de l'âme, notamment la frayeur, qui glacent la peau et en abaissent la température superficielle de plusieurs degrés.

Dans tous ces cas, qu'on pourrait ranger en deux classes, selon que l'abaissement superficiel de la température est accompagné d'un trouble matériel ou d'un trouble moral, il est évident que la vie, en modifiant les conditions physiques de la chaleur animale, lutte contre la combinaison naturelle de l'oxygène, du carbone, et de l'hydrogène; qu'elle empêche momentanément cette combinaison, et enfin qu'elle produit un froid superficiel plus ou moins étendu. Il y a même des cas où la vie, troublée dans son exercice par les effluves pernicieux des maremmes et par ceux qui engendrent le choléra, agit de telle façon sur l'endosmose des gaz nécessaires à la respiration et à la combinaison de l'oxygène, du carbone et de l'hydrogène dans les poumons, qu'elle diminue cette endosmose; alors l'air sort à peu près tel qu'il est entré dans la poitrine : il est froid, au lieu d'être chaud. Malgré cela, la température de l'aisselle reste à 39 ou 40 degrés, et même augmente de 1 à 2 degrés au moment de la mort, bien que depuis longtemps l'oxygène ne soit plus entré dans l'organisme et que la respiration pulmonaire ait cessé.

La vie peut à volonté accroître la chaleur animale de certains tissus, sans le secours de l'oxygène et par le fait de la contraction musculaire, qui élève la température de plusieurs degrés, ainsi que l'ont démontré Becquerel et Breschet. L'action électrique développée dans la contraction, plus que la combinaison de l'oxygène avec l'hydrogène et le carbone, paraît être la cause de cette élévation de température. L'électricité est donc dans l'organisme une seconde cause de chaleur animale.

Y a-t-il une chaleur innée, comme le disaient Hippocrate et les anciens philosophes? Oui. Cette chaleur existe dans l'œuf fécondé; elle existe au sein de la terre, sous la croûte refroidie que nous habitons, et, là, sans le contact de l'oxygène, existe un immense foyer de combustion dont la nature est inconnue.

Tout en se servant pour les besoins de son être de la propriété qu'a l'oxygène de se combiner avec le carbone et l'hydrogène en produisant de la chaleur, la vie peut sur un point ou sur l'autre modifier les conditions matérielles qui favorisent la combinaison de ces gaz, et par conséquent modifier la production de la chaleur animale. C'est en ce sens qu'on peut dire : la vie lutte contre les affinités chimiques destinées à faire de la chaleur. Que la vie, par exemple, dans un acte de contractilité capillaire superficielle, locale ou générale, diminue avec les échanges de gaz, la quantité de chaleur produite, il en résulte un refroidissement local ou général de la peau. La chose est aussi incontestable que vulgaire, et lorsqu'à cette occasion on affirme que les vitalistes considèrent la vie comme ayant fait obstacle direct aux propriétés chimiques de l'oxygène et du carbone, on se trompe aussi grossièrement que celui qui dénierait à l'homme la faculté d'être mouillé quand il pleut, parce qu'il lui est permis de s'abriter sous un parapluie, ou celle de lutter contre le vent, parce qu'il peut fermer sa porte et sa fenêtre. Il est fâcheux de voir des savants, qui n'ont aucune idée de la médecine clinique, qui ne savent pas observer l'homme malade, qui n'en ont jamais observé, prendre la parole dans ces questions de philosophie médicale, et résoudre avec des arguments de ce genre les problèmes de la vie physique et morale. Ne comprenant pas le langage scientifique d'un art qui leur est étranger, ils s'exposent à tomber dans les quiproquos les plus étranges; et quand on dit, la vie lutte contre les agents physiques afin d'assurer sa carrière, ils croient qu'on parle d'une opposition directe aux propriétés de la matière, dont les lois seraient tout à coup changées, et ils ne comprennent pas qu'il s'agit là d'une opposition indirecte, semblable ou analogue à celle dont nous venons de parler au sujet des modifications apportées à la chaleur animale par la contractilité qui diminue la quantité de sang des vaisseaux, le nombre des échanges moléculaires produisant la chaleur, sans altérer la nature même de l'échange.

LXXXVI.

C'est prendre l'effet pour la cause que de vouloir considérer la vie comme une propriété de la matière.

Malgré l'impossibilité de démontrer par l'expérience et par des preuves directes, incontestables, le mécanisme intime de l'organisation, la nature, le nombre et l'espèce des réactions chimiques qui transforment le germe et son vitellus en tissus de plus en plus compliqués, puis en organes sans fonctions immédiates, l'action des appareils organiques de l'individu à son plus haut degré de développement, les chimistes et les iatro-mécaniciens de tous les temps, séduits par la découverte des nombreuses actions physiques et chimiques sans lesquelles la vie ne peut s'exercer, ont cru devoir généraliser ou abstraire des faits particuliers, et ils en ont conclu que dans la vie *tout* était dû à la réaction des éléments de la matière organisée les uns sur les autres, ou aux modifications matérielles de ces éléments par les agents extérieurs. Ils n'ont pas hésité à faire ainsi de l'organisation le principe de la vie, sans le démontrer autrement que par des analogies contestables et par des hypothèses fâcheuses, en abdiquant les droits de la raison au profit de l'observation la plus superficielle. C'est compromettre la science sans profit, et, sous prétexte d'une exactitude plus apparente que réelle, l'amoindrir en rétrécissant l'esprit de ceux qui la cultivent. Pourquoi conclure de la machine à la production de la force motrice plutôt que du moteur au jeu de la machine? Comment dire que l'organisation est le principe, c'est-à-dire la cause de la vie dans ce qu'elle a de plus délicat, pour la création de tissus et d'organes qui ne serviront qu'au bout de vingt ans? dans le mécanisme de fonctions qui ne sont qu'une petite partie de l'ensemble des êtres, et dont les actions chimiques et physiques, impossibles à méconnaître, semblent n'avoir lieu que pour la conservation de tout cet ensemble, c'est-à-dire obéissent à une direction supérieure?

Logiquement parlant, direction suppose obéissance et matière douée de passivité; mais si, au contraire, la partie passive est considérée comme se dirigeant elle-même, cela suppose qu'elle est active et passive à la fois, ce qui est absurde. On ne peut admettre l'organe sans la force, ni l'organisation privée de son principe, à moins de prendre l'effet pour la cause, ou de justifier ce proverbe un peu vulgaire, que je demande la permission de répéter : Mettre la charrue devant les bœufs.

LXXXVII.

La force vitale est une cause, car elle persiste une, malgré la rénovation complète de la matière des êtres vivants. — Seule elle établit l'identité de l'être.

Dès l'instant qu'il est bien démontré que la substance des êtres animés change sans cesse, n'est pas la même au moment de leur imprégnation et de leur naissance, pendant leur accroissement et à leur déclin, il faut, si la vie est une propriété de la matière, que la force produite par ses métamorphoses change avec la transsubstantiation de l'être ; la force vitale ne saurait être alors qu'une propriété de la matière actuelle ou présente, ne pouvant pas plus être celle de la veille, puisque sa cause c'est-à-dire sa substance, a déjà changé, qu'elle ne sera celle de demain ou des jours suivants, puisque le souffle de l'heure présente emporte une partie de celle *qui nous voit agir et discuter*. — La vie d'une chenille ou d'une larve, de sa chrysalide et du papillon qui s'en échappe, n'est plus *une*, et constitue la vie de trois êtres différents, c'est-à-dire trois existences distinctes. On arrive ainsi à créer dans les êtres ou dans les individus autant de forces vitales qu'il y a d'instants dans leur vie, c'est-à-dire de constitutions matérielles différentes, conclusion absurde avec laquelle périt le grand principe de l'identité humaine.

En effet, si la vie de l'homme est une propriété de la matière perpétuellement active et se renouvelant toujours sans aucune interruption, de manière à substituer, au bout d'un temps variable, un corps à un autre, l'être naturel primitif disparaît, et celui qui lui succède peut être considéré comme un sujet nouveau de création nouvelle. — Ce n'est plus le même être, au moins dans ce qu'il a de saisissable par les sens comme par la raison ; et si par hasard on voulait le punir pour une faute depuis longtemps passée, la flétrissure tomberait sur un autre que le vrai coupable. Au nom de cette doctrine de physiologie matérialiste, le prisonnier pourrait un jour dire à ses gardiens : Je ne suis pas celui qu'a puni la justice ; l'homme et le criminel qu'elle a cru saisir et punir ne sont plus ici, le coupable a disparu, car mon corps s'est renouvelé, et l'être innocent que vous avez sous les yeux réclame sa liberté.

Dans cette doctrine, la mémoire disparaît et le remords n'a plus sa raison d'être. Pour que l'homme se souvienne et se repente, il faut qu'il soit identique avec lui-même pendant toute la durée de sa vie. S'il n'est que matière, si sa vie est le résultat de la substance qui se renouvelle incessamment, son identité n'existe plus, et il ne la retrouve que dans l'idée du principe qui accorde à la force vitale le soin de gouverner la matière vivante de son corps pour la diriger dans ses combinaisons principales, en mettant à contribution toutes les autres forces connues.

Il faut qu'il soit certain que chez lui il n'y a que *métamorphose*, c'est-à-dire changement de matière obéissant toujours au même principe de l'être, et non pas une *substitution* qui entraîne l'idée du changement de l'individu. Les substitutions n'ont lieu que dans les corps inorganiques. Le marbre reste à l'état de marbre tant qu'une action chimique plus forte que l'affinité de ses éléments ne change pas sa forme ; mais dès qu'il entre dans une combinaison nouvelle, ce n'est plus du marbre. Il en est de même de tous les composés binaires qui se modifient par double et réciproque décomposition ; ici le changement de matière y entraîne un changement de forme et de nature. Comme dans tout corps inorganique, c'est une décomposition ou plutôt une substitution, mais non une métamorphose.

Par cela même que la substance des corps vivants change de seconde en seconde et se renouvelle intégralement par suite d'une activité propre ou d'une métamorphose active, il est impossible de considérer la vie comme un simple résultat, c'est-à-dire comme l'effet d'un assemblage d'éléments pondérables.

Si on ne le guérit pas, l'enfant qui naît avec la syphilis restera syphilitique toute sa vie, bien que son corps doive être plusieurs fois l'objet d'une complète rénovation de ses éléments. La matière du corps peut disparaître, mais sa nature ne change pas, ce qui est le caractère de la métamorphose, et il faut de toute nécessité admettre que la vie, loin d'être leur résultat, est la cause des effets observés dans la matière. Celle-ci en effet lui obéit, et la puissance qui anime le germe et le dirige à partir de l'imprégnation jusqu'à son entier développement, et même jusqu'à son déclin, est une force identique malgré les influences extérieures qui favorisent les changements de sa substance. Nonobstant cette incessante mutation, elle reparaît toujours sous certaines formes commandées d'avance par l'identité de l'être et pour l'accomplissement d'une métamorphose dont le dernier acte est plus ou moins reculé.

LXXXVIII.

Ceux qui font de la vie une propriété de la matière n'ont pas songé que cette doctrine conduisait à la destruction de la philosophie, du droit et de la société.

Si la matérialisation de la vie devait rester à l'état d'opinion abstraite, de chimère ou d'utopie, dans la tête de quelques savants, elle n'aurait pour la philosophie, pour le droit, pour la morale, pour la religion et pour la société aucune fâcheuse influence. Des hommes honorables qui se trompent en philosophie, ayant par leur éducation même l'instinct de ce qui est juste et bien, sont préservés, sans le savoir, des conséquences dégradantes de leurs doctrines. Mais si l'on suppose un instant le triomphe absolu de ces fausses idées, leur propagation dans les esprits des hommes de condition inférieure, leur empire sur l'ignorance, qui met brutalement en pratique les fausses théories qu'on lui enseigne ; alors les conséquences antisociales et antireligieuses des mauvaises doctrines se montrent dans toute leur nudité. La liberté devient licence ; l'égalité des droits se substitue violemment à l'égalité des richesses, le droit d'assistance est réclamé le fer en main, et les appétits matériels de la multitude triomphent des nobles jouissances de l'esprit et de la pensée. Si l'homme n'est que matière, tout ce qui est *lui* disparaît par la mort, et ses éléments dissociés rentrent à la terre pour nourrir d'autres êtres végétaux ou animaux qui n'ont pas d'autre fin que la sienne. Pour lui point d'aïeux ni de postérité à revoir, point de mémoire à honorer ou à maudire ; tout n'est que superstition dans ce qu'on appelle la *vie future*, sa responsabilité morale n'est que l'innocente illusion de l'ignorance ou de la faiblesse, et sa mort est le terme absolu de son activité. Au delà il n'y a plus rien que la putréfaction. Dans le présent, sa pensée, sa conscience, ses passions, ses actes, ses sentiments, ses fonctions, tout cela n'est que matière et représente dans l'innombrable et infinie variété des faits intellectuels, moraux, physiques et vitaux, des modalités ou des combinaisons spéciales de la matière qui, pour être inconnues, n'en sont pas moins déclarées certaines. Le besoin, le désir, la volonté de tous les organes, quels qu'ils soient, tendant à satisfaire leur appétit, ne sont que de la matière en exercice, et si les besoins ou les passions chez l'homme sont de nature différente, n'en cherchez pas la cause ailleurs que dans la matière.

Ce que je dis d'un certain nombre de sentiments s'applique à tous les autres sans exception ; d'où il résulte que dans cette fausse doctrine, les actes de la matière et les appétits matériels représentent tout ce qu'on est convenu d'appeler jusqu'ici sous le nom de phénomènes moraux et intellectuels. C'est l'*ordre* physique *prétendant annihiler* entièrement l'ordre moral, au lieu de le compléter. Philosophie, droit, morale, religion, société, tout tombe et s'abîme dans cette doctrine des appétits matériels, qui est la conséquence de la matérialisation de la vie, que nulle puissance morale ne peut refréner, et qui ne conduit à rien moins qu'au règne de la multitude, c'est-à-dire de la force brutale. De quel droit, en effet, au nom de quel principe, la matière de l'un dira-t-elle à la matière de l'autre de souffrir patiemment les misères de l'existence et de modérer ses appétits, puisque sa responsabilité morale et l'espoir de la vie future sont anéantis? Comment la matière la plus faible dira-t-elle à la matière la plus forte : mes droits sont inaliénables, et je veux ma liberté, si l'esprit et la matière ne sont qu'une seule et même chose? Comment punir le corps pour des fautes et des crimes qui ne sont qu'une conséquence des vices de l'organisation, c'est-à-dire d'un état morbide? Enfin, si la matière toute seule peut créer la vie et l'organisation, le nom de Dieu n'est plus qu'un mot vide de sens à l'usage de l'ignorance et de la superstition. Ce sont ces questions que je vais discuter avec plus de détails.

La société repose tout entière sur les droits et les devoirs de l'individu en rapport avec les devoirs et les droits de la communauté. Ces droits et ces devoirs sont dans chaque individu les mêmes, quels qu'en soient le lieu qu'il habite et la distance qui le sépare de son semblable. Comme la conscience, ils éclairent de la même façon l'intérieur de l'homme, ils sont universels. Chacun les découvre tout naturellement, et veut en jouir en soutenant les droits de ses pareils. C'est un véritable besoin, et chacun veut le satisfaire comme la mesure et le but de son organisation physique. Que deviendrait cette liberté inoffensive et sage, ou l'égalité des droits que rêvent les grandes âmes, si ces aspirations étaient le résultat des combinaisons chimiques créées par la substance cérébrale, ou seulement l'expression de la masse du cerveau? Inhérentes à un certain état de la matière, elles seraient engendrées par elle, et cette matière aurait alors le pouvoir de changer de nature et de se convertir en abstraction; elle pourrait sortir de son inertie; elle pourrait enfin vouloir par elle-même se déclarer libre, malgré les entraves dont elle est accablée! Admettre une matière qui n'a plus les propriétés de la matière, c'est-à-dire de la matière qui n'en est pas, telle est la conséquence de cette manière de raisonner.

Ce n'est pas tout. Si les sentiments de droit et d'indépendance dont l'homme s'honore à si juste titre, ne sont que des produits de la matière organisée, comme la force musculaire, ou un liquide sécrété, leur vivacité, leur puissance et leur force seront en raison de la masse sécrétante, et les plus gros ou les plus forts organes, l'emportant sur les plus faibles, manifesteront des droits plus impérieux et plus exigeants. Aux plus forts la totalité des droits, l'empire absolu, et pour les autres le servage et la corvée. Telle est la conséquence de cette doctrine, contre laquelle protestent toutes les âmes libres et tous les martyrs de la pensée, qui, en prison, en exil, dans les tortures les plus horribles, et devant la mort, ont exhalé sous l'étreinte de la force leur dernier soupir de liberté. A toutes les tyrannies l'empire de la matière; mais il y a toujours des âmes qui leur échappent pour n'obéir qu'aux devoirs de la justice et aux droits de cette indépendance qui veut jouir de toutes les prérogatives de l'unanimité, sans jamais porter atteinte à la dignité des autres.

LXXXIX.

Si la vie est une propriété de la matière, que devient le monde moral (1)?

Il ne faut pas se faire illusion, la séparation du monde moral et du monde physique disparaît, et ces deux mondes n'en forment plus qu'un seul, dès qu'on professe qu'il n'y a pas de force indépendante de la matière où s'accomplit le mouvement. Dans cette doctrine qui fait de la vie une conséquence absolue de l'organisation, une propriété nécessaire de la substance matérielle, toutes les fonctions et tous les phénomènes de l'homme vivant, y compris ses facultés instinctives, intellectuelles et morales, sont le résultat de l'action moléculaire intime, chimique ou autre, des éléments de la matière organisée. La digestion, la respiration, la circulation, les sécrétions, la pensée, considérées en *dehors de leur but*, sont des effets immédiats des fonc-

(1) En parlant ici de la destruction des idées morales de l'homme par la matérialisation de sa vie devenue un effet de l'organisation, et dès lors semblable à celle des animaux, je dois déclarer qu'il s'agit des conséquences philosophiques de la doctrine, et non de la moralité des philosophes qui la défendent.

tions; en d'autres termes, des propriétés de l'estomac, du poumon, du cœur, des glandes et du cerveau. Les physiologistes qui adoptent cette manière de voir, croient évidemment que l'organe est la cause de la fonction au lieu d'en être l'instrument; ils confondent la matière, c'est-à-dire le moyen avec le but, car ils vont même jusqu'à prétendre qu'avec des organes sains, les fonctions sont toujours régulières, tandis que des fonctions troublées impliquent nécessairement le fait d'une lésion des organes. C'est là, de leur part, une erreur considérable, à en juger du moins par le grand nombre de *maladies essentielles* et sympathiques ou de *maladies latentes* déjà connues des observateurs. Ce qu'ils professent au sujet de la digestion, de la respiration, des sécrétions, ils l'appliquent aux fonctions de l'intelligence et de la sensibilité, à toutes les facultés de l'âme, telles que la volonté, la mémoire, le jugement, la conscience, qui sont des phénomènes corrélatifs avec la structure plus ou moins parfaite du cerveau et des nerfs. Plus de génie, plus de conscience, plus de justice, plus de droit ni de devoir, en dehors des propriétés organiques et de leurs effets : la pensée est une sécrétion du cerveau ; ce qu'on appelle le génie n'est plus qu'une névrose cérébrale, c'est-à-dire une maladie de l'organe de la pensée; et le mépris du droit des autres, l'oubli de ses devoirs, la négation de Dieu, autorisant l'exercice des plus mauvaises passions, ne sont plus que des troubles fonctionnels en rapport avec les différentes modifications de structure du cerveau, exigeant des douches d'intimidation ou la séquestration dans un asile d'aliénés, mais n'entraînant jamais le déshonneur, la punition et le supplice que, dans leur prétendue justice, les hommes s'arrogent le droit d'infliger à leurs semblables.

Quand on réfléchit aux phénomènes de l'évolution des êtres vivants en général, et de l'homme en particulier, depuis leur état de germe ou d'ovule, l'erreur de cette doctrine et ses fâcheuses conséquences frappent vivement l'esprit. En effet, il suffit d'observer l'être vivant peu après l'imprégnation qui le rend capable de se développer et de s'accroître, pour être convaincu que la vie est antérieure aux organes, que les poumons ne sont pas la cause de la respiration, puisque l'œuf fécondé respire (c'est-à-dire absorbe de l'oxygène, exhale de l'acide carbonique et fait de la chaleur) avant l'apparition de ces organes, et que le sang se meut avant d'être renfermé dans des vaisseaux, ni poussé par le cœur, qui n'existe pas.

Il en est de même des actes volontaires, de la prodriété de sentir les impressions extérieures et de l'instinct qui préexistent aux organes de l'innervation, et par conséquent n'en sauraient dépendre. Ainsi, les infusoires, les polypes et les plantes qui n'ont pas de système nerveux, sentent parfaitement les influences extérieures. Quelques infusoires même ont leurs parasites aussi peu organisés qu'eux, et qui se jettent sur eux au passage pour se nourrir de leur substance. Comment le pourraient-ils faire, s'ils ne faisaient pas acte de volonté? Chez eux la volonté semble une propriété de la matière.

Les globules blancs du sang, qui sont dépourvus d'organisation, poussent cependant *à volonté*, sur leur circonférence, des prolongements particuliers qu'ils rentrent quand il leur plaît, absolument comme le limaçon qui rentre ses cornes.

Dans quelques polypes, l'hydre d'eau douce par exemple, il y a des témoignages de volition fort curieux à constater. L'animal, qui n'offre aucune trace de système nerveux, fait la chasse aux *naïs*, il les saisit avec ses tentacules et les introduit dans sa cavité stomacale pour s'en nourrir. Si la bête résiste et s'échappe, alors l'hydre la réintroduit et la maintient tout le temps du travail chimique de la digestion, qui n'attaque pas ses propres tentacules.

Des phénomènes analogues s'observent également chez l'homme, dont le germe fécondé respire, sent et meut les éléments qui le composent pour une fin déterminée, instinctive et prochaine, *avant d'offrir les moindres traces de cerveau, de nerfs, ni d'appareil musculaire* contractile.

Comment faire de la vie une propriété exclusive de l'organisation, puisque nous avons démontré qu'elle existait sans organisation appréciable dans la matière amorphe des infusoires, ou de certains polypes, et dans les germes de tous les êtres vivants? Sans doute la sensibilité, la contractilité, l'hématose, l'excrétivité, etc., sont des propriétés d'organisation inhérentes à la structure du système nerveux, fibro-musculaire, excréteur, etc. Mais ces propriétés qui aident à la vie ne font pas la vie; créées par *elle*, ce sont des *propriétés organiques* qu'elle forme à son usage et qui ne se réveillent que très longtemps après sa première manifestation ovulaire. Elles sont, par leur importance et par la date de leur apparition des propriétés secondaires. Inhérentes à la structure organique, ce sont des forces intérieures qu'on ne peut concevoir sans la substance des organes où elles se développent, mais leur ensemble obéit à une influence supérieure. Une de ces propriétés organiques ne fait pas la vie, il en faut plusieurs, et dans cet agrégat où l'on voit que chaque propriété dépend de son organe, on ne comprend plus, et il serait impossible d'établir sans hypothèse que l'une de ces propriétés fasse l'autre, en règle l'exercice, et réciproquement, de manière à rendre possible l'accomplissement des phénomènes de la vie. Cela ne ressort pas logiquement de la configuration anatomique des êtres. S'il est évident que les propriétés organiques sont la conséquence de la structure des organes, il n'en est pas de même de la force ou de la pensée qui les assemble et les harmonise en vue d'un but commun. C'est un non-sens de le croire. Les roues d'une locomotive et leurs leviers sont des organes de mouvement associés à un récipient de vapeur garni de soupapes d'échappement, à un foyer de combustion, etc.; mais si ces parties différentes ont des qualités propres indispensables aux actes de l'ensemble, aucune d'elles ne règle l'autre, et sans la pensée qui utilise ces forces partielles, ces propriétés organiques, sans la force qui les assemble et les harmonise pour un but commun de progression régulière, intelligente et volontaire, la locomotive ne serait qu'un épouvantable projectile démontrant une fois de plus les propriétés de la matière mise en éclats et en mouvement par une impulsion irrésistible. Les propriétés organiques de la locomotive ne font pas la locomotion, et sans l'ingénieur qui crée l'appareil et le construit, qui en dirige l'action vers un but déterminé, il n'y aurait là qu'une machine inerte prête à faire explosion et à porter la mort autour d'elle.

La vie n'est pas plus un résultat de l'organisation, que le mouvement de progression régulière d'une machine n'est le résultat de la locomotive organisée et abandonnée à elle-même. De part et d'autre il y a un agent particulier qui fait l'organisation, en règle l'usage, en limite l'action, tout en paraissant sortir de cette organisation faite par Dieu ou dar un plus petit ingénieur. Que ceux qui étudient l'homme tout à fait, sans tenir compte du développement de ses organes, en le comparant à une montre et à une locomotive sorties toutes prêtes de l'atelier, sans se préoccuper du plan de constrution par l'ingénieur, ni de son intervention, soutiennent que la vie est un effet, un résultat et non une cause, cela n'a rien que de très naturel et s'explique par un défaut d'observation très commun chez ceux qui, ne veulent pas voir. On regarde l'homme qui sent, qui meut ses tissus, qui respire et qui exhale des gaz, en attendant qu'il mange pour se nourrir, et l'on se dit : C'est un effet des nerfs, des muscles, des poumons et des organes digestifs, sans penser au lien inconnu, à la puissance qui coordonne tous ces actes pour un but commun, la vie, et qui remplissait les mêmes actes, sans organes, dans le germe avant que l'homme soit fait et rien qu'avec la matière amorphe de ce germe. Cela peut être vrai de la locomotive toute prête et de la montre toute montée. Mais, dès qu'on pense au développement ou à l'exercice de ces appareils, il faut toujours leur adjoindre un horloger ou un ingénieur, c'est-à-dire une puissance capable de diriger et d'entretenir cette organisation mécanique que certains philosophes considèrent comme pouvant faire comprendre celle de l'homme.

Si ces doctrines pouvaient jamais triompher ; si partout la vie de l'homme devait être considérée comme une propriété de la matière s'élevant par degrés à l'état de matière organique et d'organisation, elles produiraient dans le monde entier cet abaissement de caractère qu'elles ont déjà produit partiellement chez quelques individus. C'est l'avilissement de la nature humaine que cette complète assimilation à une substance matérielle produisant des phénomènes mécaniques, physiques, chimiques, intellectuels et moraux avant de disparaître comme une neige sous le soleil, pour se perdre dans l'immensité des mers, ou avant de rentrer dans des combinaisons matérielles différentes. C'est enfin la déchéance morale de l'homme ; car matière, conscience et moralité sont inconciliables, et l'homme matériel de certains philosophes n'a rien à faire avec l'homme intelligent, moral et libre, de ceux qui soutiennent au contraire que le sens moral n'est pas constamment partout et toujours une fonction en rapport avec l'organisation.

La médecine est une science morale autant que physique, et c'est pour cela qu'elle est la première de toutes les sciences. Elle a ses racines dans la terre au milieu des corps dont elle doit connaître les propriétés physiques, chimiques et mécaniques, pour les utiliser selon ses besoins ; elle s'élève au milieu de toutes les sciences naturelles et mathématiques qu'elle a besoin d'étudier, mais sa tête atteint les hautes cimes de la raison et de la philosophie. Elle n'est grande que si elle est complète ; c'est la décapiter que de la réduire aux proportions exclusives d'une science physique, chimique et mathématique.

XC.

Lorsqu'on matérialise la vie, les facultés intellectuelles sont de simples manifestations organiques au même titre que les sécrétions glandulaires.

Dans l'hypothèse qui fait de la vie un résultat, et non une cause de l'organisation, l'intelligence, la volonté, la pensée, etc., ne sont, comme la sensibilité, que des propriétés de la matière réunie en éléments particuliers et en tissus disposés en organes dont certaine agglomération constitue l'espèce humaine. La sensation, la mémoire, le jugement, les idées, etc., ne sont dans leur diversité que la représentation extérieure d'une variété correspondante d'actions physiques et chimiques intérieures, comme les sécrétions glandulaires. La contention de l'esprit, l'effort de la pensée, sa pénétration, sa grandeur, décorée du nom de génie, ses écarts enfin, ne sont que simple jeu de la matière bien ou mal disposée, rompue à la fatigue, assouplie par l'exercice, phénomène semblable à celui qu'obtiennent les acrobates en exerçant leurs membres pour donner à la matière de ces organes ces qualités exceptionnelles qui font l'admiration des oisifs d'une capitale. Partout c'est la même loi, la matière se fait d'elle-même des organes doués de propriétés particulières intrinsèques, et l'exercice de ces organes augmente encore leurs qualités natives. Ainsi se font les danseurs, les acrobates, les prestidigitateurs, etc. Ainsi se font les penseurs par l'exercice du cerveau, et le génie n'est qu'un trouble de l'organe de la pensée dont l'exercice normal doit être l'intelligence commune. Au-dessus et au-dessous ce sont les modifications matérielles qui arrêtent le développement de la pensée ou qui donnent lieu à l'aliénation.

Il en est de même de la conscience, du bon et du mauvais, du juste et de l'injuste, du vrai et du faux, du beau et du bien, qui, localisés dans l'organisation, représentent par leurs nuances toutes les variétés correspondantes de l'organisation. C'est à ce point que, pour un certain nombre de médecins aliénistes, le crime devient irresponsable, et qu'il faut que ceux qu'on appelle des criminels, des débauchés, des fripons, des voleurs, des assassins, et qui sont condamnés comme tels, soient au contraire envisagés comme des malades pour lesquels il n'y a pas de châtiment possible, mais qu'il faut soigner et guérir.

XCI.

Si la vie est une propriété de la matière, rien ne survit à la destruction du corps de l'homme.

Les végétaux sentent, les animaux sentent et connaissent ; l'homme tout seul, parmi les êtres animés, ainsi que l'a dit Pascal, connaît et se connaît. Par ce dernier mot, *se connaître*, l'illustre penseur a nettement caractérisé le principal attribut de l'homme et a scientifiquement établi la formule de sa dignité morale et de son élévation au-dessus de tous les autres êtres de la nature.

Longtemps placé par les naturalistes dans la série des mammifères dont il occupe le premier rang, considéré par Lamarck comme un singe perfectionné, l'homme doit être considéré comme formant un règne particulier qu'il remplit seul : c'est le *règne Hominal.*

Tous ceux qui ont le sentiment de la destinée de l'homme et de sa fin pour une vie future sont de cet avis. Comme l'a dit le vieil Ambroise Paré :

« En luy, se trouve religion, justice, prudence,
» piété, modestie, clémence, vaillance, hardiesse,
» foy et telles vertus bien autres et différentes qui ne
» sont trouvées aux animaux (1). » Linné en a fait un être à part, *Homo sapiens* auquel il applique la fameuse devise *Nosce te ipsum*, empruntée à la philosophie grecque ; mais Voltaire est le premier qui l'ait considéré comme formant un règne particulier : « Il (le fabricateur éternel) a donné aux hom-
» mes organisation, sentiment et intelligence ; aux
» animaux, sentiment et ce que nous appelons

(1) Ambr. Paré, *OEuvres complètes*, édition Malgaigne, Paris, 1841, t. III, p. 763.

» instinct; aux végétaux, organisation seule. Sa puis-» sance agit donc continuellement sur ces trois règnes (1). »

Depuis lors, Brabançois (1816), Treviranus (1820), Isidore Geoffroy Saint-Hilaire, Lordat, Cuvier, Moquin-Tandon (2), Longet, de Quatrefages, etc., ont repris cette idée vraiment philosophique, et l'ont fait accepter d'un grand nombre de naturalistes. Il est bien évident qu'en dehors de l'organisation, il y a dans l'homme une vie *morale* qui caractérise sa personnalité et qui la sépare de celle de tous les êtres vivants. *Moralité* et *religiosité*, tels sont les caractères des êtres qui composent l'humanité. *L'homme n'est ni ange ni bête* (3), a dit Pascal, il tient de tous les deux ; j'admettrai donc *trois règnes* parmi les êtres vivants : le *Végétal*, l'*Animal* et l'*Hominal*. Dans le premier, la vie est toute *végétative;* dans le second, à la vie *végétative* s'ajoute la vie *animale ;* dans le troisième, à la vie *animale* et à la vie *végétative* s'ajoute encore la vie *morale*.

On peut dire, avec Isidore Geoffroy Saint-Hilaire : « La plante *vit*, l'animal *vit* et *sent;* l'homme *vit*, *sent* et *pense*. La vie est *simple* dans le premier règne,

(1) Voltaire, édit. Palissot (Paris, 1792, t. XXXVI, p. 428): *Dialogues et entretiens philosophiques*.

(2) Moquin-Tandon, *Zoologie médicale*, 2e édit., p. 23.

(3) *Pensées sur la religion*, art. XXV, 51. Paris, 1817, p. 311.

double dans le second, *triple* dans le troisième. *Végétabilité*, *animalité*, *humanité*, sont trois termes qui, à ce point de vue, se succèdent dans un ordre ascendant et qui est aussi simple que logique ; série où non-seulement aucun terme ne saurait être transposé, mais à laquelle aucun terme non plus ne semble pouvoir être ajouté. Nous ne saurions rien concevoir, dans l'empire organique, en deçà de la plante ; quel être organisé pourrions-nous imaginer au delà de l'homme? Il peut y avoir des degrés dans le développement des facultés vitales sensitives, intellectuelles ; il n'y a pas de milieu entre *vivre* et *ne pas vivre*, *sentir* et *ne pas sentir*, *penser* et *ne pas penser*. »

Bien que l'homme, principal but de nos études, résume en lui tous les attributs de la vie, il offre un tel degré de perfection matérielle et morale, de sensibilité physique consciente et inconsciente, qu'il est impossible de découvrir les lois de l'organisation et de son développement, si l'on borne à sa personne les recherches des phénomènes vitaux sans considérer en même temps la vie dans son ensemble sur tout ce qui en offre des traces. Le règne hominal est notre but ; seulement, c'est par l'étude du règne animal et végétal que nous prétendons y arriver.

Cette distinction résulte moins de son organisation physique que de sa constitution intellectuelle et morale. Au point de vue de la matière, ou, si l'on veut, des organes, l'homme dépourvu des moyens de défense naturelle peut n'être pas le premier des mammifères; mais sous le rapport moral que caractérise la formule philosophique : *L'homme seul se connaît*, il reste supérieur à tous les êtres de la création.

Il est évident que la suppression de son état moral l'abaisse et par cet avilissement de matière, par cette déchéance, il ressemble aux bêtes qui ne sont douées que de sentiment et de connaissance.

Si la vie n'est qu'une propriété de la matière, c'est-à-dire une conséquence de l'organisation, comme la lumière est produite par les corps lumineux, moral et matière ne sont plus qu'une seule et même chose, l'une produisant l'autre. La matière diversement composée et diversement arrangée devient active et acquiert la propriété de reconnaître, de se souvenir, de juger, tout comme ailleurs elle produit l'*amer*, le *sucré*, l'*acide*, etc. Mais la matière se connaissant elle-même et douée d'intelligence, ce n'est plus de la matière, et alors on tombe dans ce panthéisme universel qui voyait des êtres de raison dans tous les corps de la nature, y compris les êtres inorganiques. L'ancienne mythologie renaît de cette doctrine qui justifie les récentes superstitions des possédés, du *spiritisme* moderne, des visionnaires, des esprits frappeurs, des tables tournantes, de l'évocation des esprits par le magnétisme, etc. Admettre une matière qui n'a plus les lois générales de la matière, une matière raisonnable, intelligente, volontaire et sensible, une matière périssable comme ses nouvelles propriétés morales, telle est la conclusion de cette doctrine philosophique.

A moins de changer le sens généralement accepté du mot matière : « *substance étendue divisible, susceptible de toute forme et douée de propriétés physiques intrinsèques* », il sera impossible d'en faire la source absolue de l'intelligence, du génie, de la volonté, de la conscience de la morale, etc., et de considérer ces manifestations de la vie comme une propriété physique et intrinsèque de la substance des organes. On comprend que l'amer, l'acide, le sucré, soient en rapport avec certaines agrégations moléculaires, et on le démontre ; il en faut dire autant du poids, de la couleur, de l'élasticité, de la lumière, de l'électricité, et des autres propriétés intrinsèques de la matière qui disparaissent par le fait de son changement d'état ; mais dans un mécanisme quelconque, dans le vaisseau qui surnage avec sa machine qui le pousse, et un pilote qui le conduit, les propriétés de la matière sont hiérarchiquement secondaires, et tout obéit à une force extrinsèque, sans laquelle le mécanisme ne saurait fonctionner. Il en est de même dans l'organisation révélée par l'exercice des fonctions végétatives, intellectuelles et morales. Elle a pour base la matière avec ses propriétés intrinsèques physiques et chimiques, avec ses propriétés organiques en rapport avec la structure des tissus, mais tout cela ne fait pas l'homme. Sans la force extrinsèque qui rassemble la matière brute pour l'élever au rang de matière organique et d'être organisé par métamorphoses successives, force qui préside à la formation des germes et de leur accroissement pour un but déterminé, plus idéal que matériel, sans cette force la matière restera telle et ne produira jamais les manifestations morales dont nous sommes les acteurs et les témoins. Supposons qu'elle n'existe pas et qu'il n'y ait en conséquence aucune force extrinsèque dans les êtres vivants : la vie est alors le *principe* et le *résultat* de forces matérielles intrinsèques, c'est-à-dire, la cause et l'effet tout ensemble ; alors, par la destruction de l'homme, la matière décomposée rentre dans le tourbillon des combinaisons nouvelles, devient, dans le sol, dans l'atmosphère, partie intégrante de la végétation et de l'animalité qui absorbent dans la terre ou dans l'air ; son identité disparaît, et rien ne survit à sa dépouille qui puisse être responsable des idées généreuses ou mauvaises engendrées par elle. C'est le réalisme de la matière substitué à la science de la vie. La médecine, en tant que science morale, n'a rien à voir avec cette médecine purement physique et destructive de toute philosophie.

XCII.

L'agent vital et ses organes doivent être considérés comme des instruments de l'âme.

Par la force vitale la matière *sent*, se *meut* et prend des *formes* de plus en plus compliquées, depuis la création de la matière organique vivifiable jusqu'à l'être organisé le plus complet. Il n'en résulte cependant pas que cette force, qui est distincte de la substance des êtres, qui leur adhère et les pénètre, soit objectivement différente de la matière elle-même. Comme je l'ai démontré, ce peut être une force *extraorganique*, susceptible de servir d'instrument à la création et au maintien des formes organiques, mais sa nature est inconnue et je n'essayerai pas de la préciser ici pour ne point franchir les limites de l'expérience et de l'observation. Il est évident que ce n'est déjà qu'un moyen au service de la cause supérieure individuelle qui dans chaque être, selon les lois du Créateur, conserve le type spécifique. C'est un *intermédiaire de l'âme*, dont l'union mystérieuse avec le corps représente l'être tout entier; l'organisation qui en résulte, avec toutes ses qualités physiques et morales, dépend de leur intime alliance, et ces éléments divers exercent l'un sur l'autre une action réciproque qui s'exprime aux yeux du véritable médecin par les plus incontestables phénomènes.

Sur ce grand principe reposent les rapports si souvent contestés du moral et du physique. Supprimez l'âme et la force vitale, quelle que soit sa nature, et il ne reste plus, comme le professait l'illustre Cabanis (1), que la matière agissant sur elle-même, que des propriétés organiques réagissant les unes sur les autres, et qu'un système nerveux troublé, personnifiant l'être moral, provoquant l'altération toute physique des autres organes. C'est en admettant l'être moral, représenté non par la composition de la substance ou de l'organisation, mais par le principe supérieur qui à l'aide de l'agent vital forme et maintient le corps de l'homme, qu'on peut concevoir rendre l'action réciproque du moral sur le physique et du physique sur le moral ; sans cela la comparaison et l'opposition de ces éléments de l'homme n'ont évidemment plus de raison d'être continuées : le mot moral devient un mot vide de sens, puisqu'il représente une moralité physique, et le physique agissant sur le moral n'est plus que le physique réagissant sur lui-même.

Tant qu'on n'aura pas démontré que la volonté, que l'intelligence, que les sentiments du beau, du bien, et de la liberté, que toutes les nobles passions enfin, sont la conséquence d'une altération moléculaire appréciable du cerveau et des nerfs, l'humanité

(1) *Rapports du physique et du moral de l'homme*, édition L. Peisse. Paris, 1844.

les rapportera toujours à l'être moral représenté par l'âme, dont les agitations ont sur l'être physique une influence heureuse ou déplorable.

XCIII.

Il est faux de dire que l'âme pensante n'a rien à faire avec les opérations de la vie.

Il y a un faux spiritualisme qui croit sincèrement à l'existence de l'âme immatérielle, et qui la considère comme entièrement séparable des actes de la vie produite par les organes, ceux-ci sortant de la matière organique, elle-même formée par la matière brute. Malheureusement le matérialisme honteux parle de la même manière, et n'ayant pas le courage de son opinion, il débute par une hypocrite réserve en faveur de Dieu, de l'âme immortelle, et, pour lui, toutes les opérations de la vie dans l'homme sont un résultat de propriétés de la matière transformée en substance organique ou tissus et en organes différents.

Il n'y a point à discuter contre ceux qui déguisent ainsi leur pensée. Mais l'opinion sincère de ceux qui considèrent l'âme comme une puissance indépendante de la vie, n'ayant rien à voir dans ses opérations, ou ne se mêlant en rien du *pot-au-feu* de l'économie, d'après la triviale expression de M. Dolfus, est tellement contraire à l'expérience et à la raison, qu'elle mérite à peine d'être refutée.

S'il y a un fait de conscience bien démontré et reconnu vrai par tout le monde, c'est l'action de la volonté sur les mouvements du corps et sur la direction de ses actes. Notre liberté morale est à ce prix, car l'homme ne se reconnaît libre qu'à la condition de mettre en usage cette faculté de vouloir qui est l'un des plus beaux attributs de son âme. Mais si l'âme veut, et, en voulant, si elle peut agir sur les muscles, être obéie par eux, si elle les peut forcer à concourir au bien et au mal moral, il est difficile, en limitant son pouvoir, de croire qu'elle ne puisse les asservir aux intérêts privés du corps, dont elle dirige les actes. En effet, de même qu'après avoir mis en jeu les muscles volontaires avec conscience de leurs mouvements, elle continue à les mouvoir sans y penser et sans savoir qu'ils agissent, de même elle exerce sur nos actes et sur nos opérations organiques dont nous n'avons pas la conscience, mais dont on comprend le mécanisme et dont l'observation démontre la puissance. Le premier fait à acquérir pour démontrer l'action de l'âme sur les actes matériels de la vie à l'aide du mouvement volontaire étant établi, on ne peut soutenir qu'elle n'a rien à démêler avec les opérations organiques. Il y a dans cette dernière assertion une erreur d'observation et de raisonnement.

Ce que fait l'âme pour produire les mouvements

volontaires dont nous avons la conscience, nous permet d'affirmer qu'elle peut agir sur d'autres phénomènes inconscients accomplis au sein des organes. Cela est évident, et, une fois qu'on a démontré vaine la séparation de l'âme, de l'âme *immatérielle* et *libre*, d'avec les opérations organiques, il n'y a plus de raisons de perpétuer le débat et pour limiter l'influence de l'âme. Les limites de son influence sont du domaine de l'observation. Consciente, l'action de l'âme sur le corps se révèle par des actes intellectuels ou moraux et par des mouvements volontaires et libres. Inconsciente, au contraire, son influence est démontrée par l'étude de l'homme aux prises avec les impressions morales et avec ses passions. Sans faire ici l'énumération par trop longue des nombreux et incontestables effets des mouvements de l'âme sur la statique du corps humain, effets bien connus de tout le monde, il m'est impossible de ne pas rappeler qu'un homme peut succomber à la lecture d'une lettre qui lui apprend une mauvaise nouvelle, et que, par syncope, c'est-à-dire par cessation des mouvements involontaires du cœur; par rupture des vaisseaux de l'encéphale ou de l'aorte, c'est-à-dire par contractions augmentées du cœur, dans l'un et dans l'autre cas, la souffrance de l'âme a eu pour effet instantané la paralysie ou la convulsion excessive du cœur, puis la cessation immédiate et définitive des opérations organiques.

Dévorés de chagrin, d'amour ou d'ambition, frappés dans leurs convictions politiques ou religieuses, et obligés de vivre en exil, loin de toute affection ; éloignés de leur patrie pour défendre son drapeau outragé, combien de nos semblables, soldats ou autres, sont atteints de *nostalgie*, et meurent amaigris, dyspeptiques, témoignages certains de la puissance de l'âme sur la matière organisée.

Rien n'est plus réel, et, contrairement à la doctrine de Cabanis sur l'identité du moral et du physique, chacun distingue ces deux éléments de l'homme, après avoir mainte et mainte fois constaté leur influence réciproque et l'effet des mouvements de l'âme sur l'organisation. Il y a un proverbe qui dit : *Mauvais cœur, bon estomac*, et par ces mots consacre l'éternelle observation de l'heureuse influence de l'égoïsme, de l'indifférence et de l'absence des passions sur la santé. Ce que l'observation de tous a établi, la médecine a vérifié l'exactitude, et en suivant les effets des passions sur le corps, elle a démontré qu'il n'y en avait pas une qui n'eût de contre-coup sur les opérations organiques, pour les troubler, pour les anéantir, et mieux encore pour les ramener à leur exercice normal, si elles sont dérangées par la maladie.

Mucius Scévola, mettant volontairement sa main dans le feu, les chrétiens des premiers âges courant au martyr et se précipitant avec bonheur sous les griffes des lions dont ils ne sentaient plus l'étreinte, les janissaires que le fanatisme rendait insensibles aux coups de la mort qu'ils avaient provoquée, les convulsionnaires de Saint-Médard et les flagellants recevant avec bonheur des coups de pierre et de bâton qui eussent fait le supplice des sceptiques, l'anesthésie que le mysticisme et que l'amour terrestre développent si souvent, le courage de nos soldats qui les rend souvent insensibles aux blessures reçues dans les batailles, établissent que la volonté, la foi, le fanatisme, l'enthousiasme, l'amour, et tant d'autres nobles mouvements de l'âme, peuvent suspendre les opérations du système nerveux qui engendrent la sensibilité. Or, à moins d'admettre que la volonté d'un homme qui veut rester libre, la foi du chrétien, l'enthousiasme pour une idée généreuse, l'amour divin, le courage militaire, etc., soient des propriétés organiques inhérentes à la structure des organes et non l'entraînement des belles âmes, il faut reconnaître que l'âme pensante a une action sur la sensibilité dont elle peut paralyser l'action. J'ai vu des jeunes filles effrayées, l'une par la mort de son frère noyé dans le canal Saint-Martin, l'autre par un homme qui la voulait embrasser de force dans un corridor obscur, tomber en convulsions et devenir choréiques. J'ai vu une jeune fille de onze ans qui, après avoir été victime d'un attentat à la pudeur, tomba tout à coup paralysée des quatre membres et de la langue; et tout le monde sait qu'une violente et subite frayeur peut à l'instant créer l'épilepsie. A moins de soutenir que la frayeur est une propriété de la matière, et non une impression de l'âme, il faut reconnaître que l'âme pensante, effrayée dans sa pudeur et dans ses affections, peut troubler les opérations du système nerveux qui président à la coordination des mouvements, et peut produire les convulsions, la paralysie, la syncope et l'épilepsie.

Il y a des gens chez lesquels la frayeur agit autrement, et alors elle agit sur les sécrétions de la peau et de l'intestin qu'elle active ou qu'elle suspend, souvent même sur les réactions chimiques qui font la chaleur. Tout le monde sait que la frayeur glace la peau, qu'elle peut produire une sueur froide, et que le premier coup de canon met quelquefois hors de combat, par suite d'une abondante sécrétion de bile, c'est-à-dire de diarrhée, les jeunes soldats encore peu accoutumés au feu des batailles. C'est à cette occasion que Voltaire en belle humeur se demande, sans pouvoir y répondre : Quel rapport peut-il y avoir entre un boulet de canon et une selle? A moins de le trouver dans une nouvelle propriété de l'intestin, il faut reconnaître que l'âme pensante, émue des dangers de son enveloppe corporelle, a une influence sur les opérations organiques de l'intestin, de la peau et de la chaleur animale. « Tu trembles, carcasse! s'écriait Turenne au début d'une bataille, je t'en ferai voir bien d'autres! » Et il remporta une éclatante victoire.

Pour quelques personnes une émotion vive ou une forte contrariété amènent la suppression du suc gastrique, et les aliments, impossibles à digérer faute de réactifs chimiques, donnent lieu à une indigestion révélée par des vomissements ou des selles abondantes. A moins d'admettre que la contrariété est propriété de la matière, il faut admettre que c'est un mouvement de l'âme, et que son trouble peut suspendre les phénomènes chimiques de la digestion.

Je connais des gens que le dégoût fait vomir et qui vomissent en voyant vomir les autres. Si le dégoût est une propriété de la matière, il est bien qu'il entrave les opérations organiques du corps vivant; mais si, par hasard, c'est une affection de l'âme, ce que croient encore certaines personnes, il faut reconnaître que l'âme pensante exerce une grande influence sur les actes matériels de la vie.

Sylla mourant dans un accès de colère, et tant d'autres après lui, démontrent la fâcheuse influence de cette passion. Mais, qui peut le plus peut le moins, et personne ne sera surpris quand j'ajouterai que la colère fait pâlir le visage des uns et rougir celui des autres; que, sous l'influence de ce sentiment, j'ai vu des enfants avoir des convulsions; des grandes personnes rester momentanément immobiles sur place, sans pouvoir faire un pas en avant ni en arrière, être passagèrement prises de bégayement et même de mutisme; de faibles femmes soulever par un effort surhumain des fardeaux qu'elles n'eussent remué qu'avec la plus grande peine dans leur état habituel. Comme il est impossible d'admettre que la colère soit une propriété organique se développant par elle-même plutôt qu'un mouvement de l'âme, il faudra en conclure que l'âme pensante a une influence réelle sur les fonctions du système nerveux, d'où dépendent la circulation capillaire et le mouvement des muscles.

La joie subite qui tue; l'envie, la haine, la jalousie qui dessèchent; l'enthousiasme qui augmente les forces, sont autant de mouvements de l'âme qui attestent son empire sur les fonctions de la vie.

Je terminerai enfin par le fait de l'espoir qui guérit, témoin ce négociant ruiné, malade, qui appelait Bouvard pour le soigner, et qui n'eut d'autre ordonnance de lui que celle-ci : « *Bon pour trente mille francs à prendre chez mon notaire. Signé Bouvard.* »

On a signalé des cas de frayeur ayant amené la décoloration immédiate des cheveux, et quelques personnes ont pu lire un fait de ce genre relatif à de petits dénicheurs d'aigles de San-Giovanni en Sardaighe, qui, étant poursuivis par la mère et luttant avec elle, sont sortis triomphants du combat, mais avec les cheveux tout à fait blancs (1).

J'ai vu la photographie d'un nègre qu'une impression morale du même genre, causée par l'attaque inopinée d'un chien lui sautant sur le dos, avait fait blanchir immédiatement sur quelques parties du corps, et ensuite sur la presque totalité.

Si quelque chose doit rester acquis par l'observation de tous, c'est l'influence de nos passions sur nos maladies ; en d'autres termes, c'est l'action incontestable du moral sur le physique, et non pas, comme l'entendait Cabanis, l'action du système nerveux sur les maladies, ce qui nous ramènerait à la névro-pathologie ; mais c'est l'action du moral sur le physique, c'est-à-dire des mouvements de l'âme sur le corps auquel elle est associée.

En disant que le physique et le moral se confondent à leur source, ou pour mieux dire, le *moral n'est que le physique* considéré sous certains points de vue plus particuliers, Cabanis s'est mis dans le camp avancé de ceux qui font des organes, non-seulement le point de départ de toutes les fonctions, mais encore de tous les phénomènes physiques et moraux de l'homme. Le moral, en tant qu'expression d'une puissance différente de celle qui dirige les

(1) E. Bouchut, *Pathol. générale*, p. 91. *Des impressions morales*.

opérations de la matière organique, n'existe pas; c'est une fonction qui, d'après ce philosophe, est, comme l'intelligence et la sensibilité, inhérente au système nerveux : le moral se confond avec le physique comme la pesanteur avec la matière ; c'est un mot qui représente une chose qui n'existe pas en soi, et qui exprime une configuration particulière de la matière même des êtres vivants.

A moins de soutenir que la matière brute qui forme successivement la matière organique, la substance des tissus et des organes dont l'assemblage fait l'homme, donne en même temps et d'elle-même à cette matière organisée le mouvement, la forme, la sensibilité, l'intelligence, la volonté, la conscience, et avec elle les idées de moralité, de liberté qui élèvent l'homme au-dessus de tous les êtres, opinion qui n'ose se formuler publiquement, il faut admettre qu'un principe immatériel, source de toute liberté morale, existe dans l'homme, et par expérience encore admettre que ce principe exerce sur l'économie une influence permanente volontaire ou involontaire, souvent traduite par des effets matériels, incontestables et susceptibles de produire la maladie et la mort.

Personne ne met en doute que l'exercice musculaire exagéré puisse produire l'hypertrophie des muscles en mouvement. Le fait est démontré par l'observation des athlètes, des acrobates et des danseurs. Il n'est pas de médecin qui ne sache qu'un mouvement de l'âme, tel que la frayeur personnelle, la vue des dangers d'autrui, les espérances d'amour, les violents chagrins, etc., n'engendrent des mouvements involontaires du cœur ou palpitations dont la conséquence peut être l'hypertrophie de cet organe. La douleur morale qui fait pleurer est beaucoup plus une souffrance de l'âme agissant sur la glande lacrymale qu'une propriété intrinsèque de cette glande d'être sensible aux peines d'autrui.

Non, l'économie n'est pas douée de propriétés organiques intrinsèques qui soient seules la cause des actes matériels, moraux et intellectuels qu'on y observe; il faut admettre qu'elle renferme avec l'agent vital un principe de conscience, de morale, de liberté; que ce principe propre au *règne hominal* n'est autre que l'âme, et qu'il a une influence constante sur l'organisation au milieu des nombreux phénomènes physico-chimiques dont elle est le théâtre.

Ce principé est-il étranger à ce qui se passe autour de lui? en d'autres termes, l'âme est-elle oisive et prisonnière dans le corps? L'homme n'est-il, comme l'a dit Voltaire, qu'une boîte dans laquelle serait un être qui ne tiendrait point de place? lui étendu, serait-ce l'étui d'un être non étendu? Tout cela est inintelligible. Il faut reconnaître que l'âme est dans le corps comme la cause efficiente dans l'effet, et non dans une boîte ou un étui.

XCIV.

Si la vie est une propriété de la matière, il en est absolument de même des maladies, et la médecine est condamnée à s'occuper des organes malades sans considérer leur principe d'action.

Tout le monde n'a pas également le courage de son opinion, et il y a des médecins qui redoutent d'aller au fond de leurs doctrines médicales, parce qu'ils en craignent les applications, et que, malgré certaines réserves obligées en faveur de l'âme immortelle, ils savent très bien qu'en faisant de l'anatomie pathologique la base de la médecine, ils mutilent la science. Ceux qui n'hésitent pas à voir dans l'organisation le principe de la vie, qui combattent avec acharnement l'idée d'une force extra-organique, dirigeant les opérations organiques, qui croient à l'activité propre des organes, différente et variable en raison des diversités de leur structure, ceux-là nient les maladies générales telles que les fièvres, les diathèses, etc., qu'ils considèrent par leur manifestation locale; et il y en a d'impitoyablement logiques qui, tirant de la doctrine ses dernières conséquences, vont jusqu'à nier la maladie. Au commencement de ce siècle, de 1820 à 1830, la syphilis n'était considérée par l'école toute-puissante de Broussais que comme une phlegmasie locale. Desruelles niait l'existence du virus syphilitique, et la chose vint à ce point, que des élèves de l'hôpital du Midi, fanatisés par la voix des maîtres, prétendirent le démontrer en s'inoculant ces chancres qu'ils croyaient être des phlegmasies locales : trois de ces malheureux sur quatre succombèrent aux conséquences de leur entraînement irréfléchi.

Les fièvres éruptives sont placées par les dermatologistes de cette même école parmi les affections de la peau, et la scarlatine, la rougeole, la variole, etc., constituent des phlegmasies cutanées. La fièvre typhoïde est une phlegmasie intestinale des follicules, appelée entérite folliculeuse (Forget), ou une iléo-diclydite folliculeuse (Bally). Partout, enfin, dans la pathologie, ce qui est général devient le particulier, et les affections de l'ensemble disparaissent pour faire place à des lésions, réelles ou supposées, des tissus ou des organes. Un jour vint même où l'idée de maladie, qui supposait une participation de la vie, c'est-à-dire de l'être vivant, aux troubles de l'organisme, un *consensus* de toutes les parties à la souffrance de l'une d'elles, devait être importune, et à ce titre bannie de la science.

M. Piorry, en rigoureux logicien, osa seul tirer de la doctrine toutes les conséquences qu'elle renferme, et sans crainte de heurter le sentiment général, nous l'avons vu déchirer hardiment le voile qui séparait encore, pour les esprits inexpérimentés, les anciennes doctrines sur la maladie du système des localisations organiques, qui consiste à soutenir que toute espèce de trouble fonctionnel indique une altération matérielle correspondante de l'organe dérangé dans ses fonctions. Avec des organes sains les fonctions sont régulières, et avec des organes malades le trouble des fonctions est en rapport avec le siége, l'étendue et la nature de la lésion organique. Fonctions troublées, organes malades, ajoute-t-on, en oubliant le nombre immense de *lésions organiques latentes* et des maladies sans lésion matérielle.

C'est en raisonnant ainsi que l'idée de maladie disparaît en présence des lésions d'organe, et que l'éminent réformateur, prenant résolûment pour principe la négation de la maladie, déclare qu'il n'y a plus que des organopathies. Dans ce que nous appelons fièvre typhoïde, par exemple, il n'y a pas d'entité morbide, pas d'unité pathologique, ce sera une entérite, une septicohémie, une pneumonie ou une dermonécrosie, etc., c'est-à-dire autant d'organopathies qu'il en peut paraître, à ce point que le malade, si l'on peut encore prononcer ce mot, celui de maladie n'existant plus, a cinq, six, dix, vingt états organopathiques, selon le hasard des désordres matériels qui peuvent se produire. Ce que je dis de la dissociation de l'entité typhoïde se retrouve dans ces autres maladies qu'on appelle variole, scarlatine, morve, etc., et pour M. Piorry, les diathèses, ces créations chimériques de la médecine en enfance, n'existent plus ou ne survivent que dans les esprits arriérés que n'ont pas encore éclairés les lumières modernes de l'organopathisme. Si M. Piorry n'était pas recommandable par tant de travaux d'observation dignes du respect de l'avenir, et si sa doctrine n'était pas le développement logique nécessaire des études anatomo-pathologiques servant de base à la nosographie, il n'y aurait qu'à publier les idées qu'il professe pour en faire voir la fausseté. Leur discussion aurait été inutile, et l'appel à l'observation et au bon sens des observateurs aurait pu suffire. Mais, en présence de ces excès de la doctrine anatomo-pathologique qui prétend à la direction de la pratique médicale et qui croit à la nécessité d'attaquer le mal dans les organes altérés, plutôt que dans leur principe d'action, de manière à relever l'empirisme et le scepticisme abattus, il était nécessaire d'entrer dans le sujet avec plus de détails.

XCV.

L'idée d'une force vitale domine la thérapeutique.

Il ne faut pas s'y tromper, la médecine repose sur la connaissance de la nature de l'homme telle que je l'ai développée dans cet ouvrage, c'est-à-dire sur la notion d'une force extraorganique dirigeant les actes de l'économie. L'étude des causes morbifiques et du mécanisme de leur action, le mode d'apparition et de succession des symptômes, le pronostic des maladies, leur durée, leur terminaison, et enfin leur traitement, se rattachent intimement à cette idée fondamentale. Sans elle la science de la thérapeutique se trouve réduite aux grossières pratiques de la routine médicale; annihilée par le doute, elle disparaît et tombe dans le plus vulgaire empirisme.

Quand on rejette l'idée d'une force vitale, et qu'on suppose l'homme un résultat de la matière organisée, la maladie n'est plus qu'une lésion isolée sans rapport avec l'âge, le sexe, les diathèses, l'hérédité, la spécificité, les forces, etc., etc. Toute espèce de trouble fonctionnel s'explique par une lésion de l'organe correspondant, en vertu du principe déjà cité, que les organes créent les fonctions, et, quand le trouble fonctionnel existe sans lésion, ce qui arrive assez souvent, on affirme néanmoins sa réalité parce qu'un principe de cette nature est absolu, comme un pacte fondamental qui ne saurait jamais avoir tort. Mais où il faut juger cette doctrine, c'est dans l'application et dans la pratique. Une fois la maladie, c'est-à-dire la lésion produite, puisque c'est la même chose, quand cette lésion est profonde, inaccessible à la main et aux remèdes locaux, que fera-t-elle pour la guérir? Il faut la voir s'interroger sur le choix d'une médication, et se demander quels seront les effets curatifs sur l'organe malade. S'agit-il de sangsues ou de ventouses dans la pneumonie, elle se dit : A quoi bon tirer du sang de la paroi thoracique séparée du poumon par la cavité des plèvres? S'agit-il d'un remède à prendre, elle se demande par quel chemin il va passer, et, comment il pourra guérir une lésion organique, et d'incertitude en négation, dans l'impossibilité de rien expliquer, mettant en doute l'influence de toutes les méthodes thérapeutiques, elle n'a d'autre refuge que l'empirisme et la chirurgie. Il n'en saurait être autrement. Dès que les propriétés des remèdes sont mises en doute, leur spécificité contestée, l'expectation systématique remplace la thérapeutique des indications, et l'ablation devient le seul moyen de salut dans les maladies organiques, car le bras, conduisant la tête, substitue l'instrument qui tranche à l'action qui résout.

Dans la doctrine d'une force vitale dirigeant les opérations de l'organisme, la notion de la maladie et l'exercice de la thérapeutique ont quelque chose de tout particulier. Toute maladie résulte d'une impression morbifique contre laquelle la sensibilité inconsciente réagit à sa manière, selon sa nature, c'est-à-dire, selon l'âge, le sexe, le tempérament, l'hérédité et l'état diathésique des individus, d'où l'apparition de maladies les plus dissemblables; tant par leur siége que par leur durée et par leur gravité, ce qui m'a permis de dire : *Les maladies sont des impressions transformées.*

En thérapeutique, les différences ne sont pas moins grandes. A la place de l'affligeant septicisme qui, ne pouvant comprendre l'action des remèdes sur l'état morbide, déclare inutiles les recherches thérapeutiques, met en doute les avantages des médications les plus avantageuses, et fait de l'*expectation* un système au lieu d'une méthode spéciale à certains cas déterminés, il y a une doctrine qui s'inspire de la nature pour l'aider selon les indications, en imitant ses procédés curatifs. Attentif à la marche naturelle des maladies, le médecin prend garde de troubler leur évolution, quand il sait qu'elles se guérissent toutes seules, et instruit de leur marche naturelle, en *ministre de la nature*, il la laisse opérer selon ses moyens, ou lui vient en aide, s'il y a lieu. Il n'intervient que pour l'imiter par la saignée, par les vomitifs et par les purgatifs, par la révulsion, par la dérivation, etc., et au moyen de ces médications ou à l'aide des spécifiques, il agit à son gré sur la sensibilité inconsciente, en vue de produire artificiellement des impressions curatives qui se transforment et déterminent la guérison des malades.

En étiologie, *les maladies sont des impressions transformées ;* et, en pratique, *produire des impressions curatives dont la transformation détruit l'état morbide*, telle est la conséquence de la doctrine que je me suis efforcé de faire prévaloir.

XCVI.

On ignore l'origine de la force vitale, et quand même on démontrerait que l'électricité ou la fermentation sont les premiers instruments de la vie, cela n'indiquerait pas sa nature.

Sans discuter la nature du principe d'action, puissance ou force, qui met en mouvement la matière pour l'engager dans des combinaisons si diverses et compliquées, dans des formes si prodigieusement différentes, ce qui ne pourrait conduire qu'à de stériles hypothèses, nous nous bornerons à admettre l'existence de cette force en la déduisant de ses phénomènes particuliers comme on déduit la gravitation du fait de la chute des corps. Nous ne franchirons pas ces limites de l'observation raisonnée. La démonstration de l'existence d'une force première nous suffit pour en déduire toutes les manifestations vitales ultérieures, suscitées par les propriétés des organes que crée la vie pour son usage, et que toujours elle modifie plus ou moins. Il nous paraît plus conforme aux lois de l'expérience raisonnée de nous en tenir au principe d'une force unique par ses effets, que de nier l'existence d'un moteur de l'organisation, ou d'en faire un résultat des propriétés de la matière brute, surtout si, après avoir ainsi matérialisé la vie, on doit admettre des *forces de formation*, *d'assimilation*, *de sécrétion*, *des forces organiques*, etc.

C'est cependant là ce que font les physiologistes

qui se vouent à la glorification de l'activité de la matière. Ils contestent la force générale dans son action d'ensemble, mais ils l'admettent en détail, morcelée en autant de petites forces particulières qu'il y a de phénomènes à réaliser.

Que les matérialistes nient la force vitale, ainsi que certains philosophes repoussent l'existence de Dieu, comme une hypothèse inutile à l'explication du monde, cela ne saurait surprendre; mais il n'en devrait pas être de même de ceux que n'engage aucune doctrine et qui, ayant sous les yeux les merveilleuses lois du mécanisme de la vie universelle, peuvent choisir entre la vérité et l'erreur. Ce sont des faits que chacun peut examiner, car les vérités scientifiques se discutent et ne s'imposent pas. En étudiant les phénomènes de la vie dans tous les êtres depuis les plus inférieurs jusqu'aux plus élevés par l'organisation, dans les végétaux et dans les animaux, dans leurs créations continuelles, dans leurs métamorphoses et dans leurs manifestations prescientes de leur fin et de leur but, on y découvre une force active agissant d'après les lois d'un plan raisonné contrairement aux propriétés de la matière inanimée.

Ce n'est donc pas s'aventurer beaucoup ni dépasser les limites d'une observation juste et impartiale que d'admettre dans les corps vivants une force temporaire, distincte des forces physiques ordinaires, communiquant à la matière des propriétés nouvelles. A cet égard, notre opinion se rapproche un peu de celle des physiologistes qui admettent la force vitale comme effet de la matière vivante, et, dans chaque grande fonction, une autre force également l'effet de la composition des organes ; enfin, dans tous les actes vitaux que la structure n'explique pas, comme la forme extérieure et interne des êtres vivants, une force spéciale dite *plastique* ou de formation.

Cependant pourquoi ces forces particulières qu'on a tant reprochées à Galien, ces *petites vies* comme disait Bordeu, si la force d'ensemble n'existe pas, si tous les phénomènes qu'elle explique sont de simples propriétés de tissus variables avec la composition des organes ? Ce sont des mots vides de sens et inutiles du moment où l'on déclare que les forces ne sont cause d'aucun acte vital, qu'elles ne sont qu'un effet de la structure organique et que toutes les propriétés organiques réunies font l'*accroissement* et la *forme extérieure* d'un être vivant, il faut s'en tenir à cette matérialisation de la vie pour ne parler désormais que de ses phénomènes sensibles. C'est à ceux qui pensent que le plan précède la maison, l'ingénieur la machine, la force l'acte, qu'il appartient de faire précéder la formation et l'accroissement spontané des être vivants par une force de nature inconnue, mais que montrent suffisamment ses remarquables et nombreux effets.

Un jour, peut-être, la nature de cette force sera révélée, ou, du moins, peut-être sera-t-il donné à quelque physiologiste de soulever un coin du voile qui couvre les actes et le mystérieux mécanisme de cette force si surprenante; mais cela ne changera pas la nature du problème philosophique soulevé par l'étude de la vie. Le nom de force vitale pourra être remplacé par un autre, par exemple celui de ferment humain, mieux en rapport avec les résultats de la nouvelle découverte, mais la solution du problème sera reculée sans être plus complète. Une découverte de ce genre, en supposant qu'elle se réalise, dira ce qu'est l'impulsion vitale, je le veux bien, mais dira t-elle le pourquoi de l'accroissement et de la conservation par soi-même pendant un temps limité, sous une forme spéciale destinée à périr? Assurément non, et toujours l'idée d'une force active, créatrice de l'ensemble, sera nécessaire pour comprendre la succession et la métamorphose des phénomènes de la vie.

Il existe donc un principe général de vie incarné dans la matière, dont les troubles peuvent agir sur elle, comme celle-ci, par ses altérations nombreuses, peut agir sur le promoteur des actes organiques. Partout présent, agissant de partout sur l'ensemble *par action réflexe* ou *par sympathie*, ce principe varie dans les différents tissus et dans les différents organes comme l'impressibilité locale, c'est-à-dire comme la sensibilité inconsciente. A cet égard chaque organe et chaque tissu ont une vie propre, différente de la vie générale, une petite vie individuelle accrue et dominée par le tout, mais quelquefois séparable, se montrant par de faibles manifestations. Ce que l'on appelle l'*idiosyncrasie* n'est qu'une exagération ou un trouble partiel de la vitalité souvent indépendant de la texture des organes. Il y a des activités fonctionnelles locales et partielles; la sueur de la tête, des pieds, etc.; certains organes ont, suivant les climats, une vitalité prédominante : ici le foie et les testicules, et dans les pays froids, le poumon. On excite la vie particlle d'un tissu par l'*entraînement*, et les éleveurs font des muscles ou de la laine à leur volonté. Suivant les âges, tel ou tel organe a plus de vitalité; chaque tissu et chaque organe résistent plus ou moins aux agents physiques chez les différents individus, ce qui constitue la *prédisposition*. Enfin chaque organe se répare suivant des lois qui lui sont propres pour conserver, à travers la rénovation continuelle de sa substance, la *forme* qui lui est propre. Chaque partie de l'intestin ne prend au suc nourricier que ce qui convient à la forme de son tissu, et il en est de même des glandes ou des os du squelette, qui dans le pied ou dans la main maintiennent leurs formes différentes, en vertu de leur activité individuelle. Il y a donc dans les êtres vivants et dans le corps humain, dont nous parlons en ce moment *une force vitale* dominant toute la fédération organique, et des forces partielles inhérentes aux parties, nécessaires à leurs fonctions spéciales et réagissant sympathiquement sur l'ensemble pour le fortifier ou pour l'affaiblir. C'est ce que Tiedemann appelle des *forces organiques*, remplaçant ainsi le nom moins heureux de *propriétés organiques* qui leur avait été donné par Bichat. Ce que nous venons de dire des *différences de la vie*, étudiée dans chaque partie des êtres vivants, n'altère en rien l'unité de la cause première des manifestations vitales et justifie cette assertion : *que la force vitale, en dirigeant l'ensemble organique, trouve dans les organes qu'elle se crée une puissance d'action inhérente à leur texture qu'elle modifie et par laquelle elle est modifiée.* Ainsi, la vie, douée de motilité et de sensibilité inconsciente, crée des appareils de sensibilité consciente et de mouvement volontaire (système nerveux et musculaire) qu'elle influence puissamment, mais dont, à son tour, elle ressent toute la force d'activité. C'est là ce qu'il faut bien savoir, afin de connaître complétement les attributs de la force vitale, afin de ne pas lui donner plus d'importance qu'il ne convient, afin de la connaître dans les limites de son action réelle, afin de ne pas s'imaginer qu'elle fait tout de rien, et qu'elle dirige l'organisation vivante sans l'auxiliaire d'aucune autre puissance d'action. Au contraire, il y a dans cette étude la preuve que, si la force vitale, essentiellement temporaire, est distincte de toutes les autres forces par ses attributs spéciaux, elle ne fait rien et ne crée rien sans le secours des forces physiques et chimiques ordinaires, que, par conséquent, c'est une force mixte, utilisant pour un but commun les propriétés de la matière dont elle ne saurait se passer, bien qu'elle l'abandonne aussitôt qu'elle n'est plus nécessaire à la réparation de la substance des êtres. Qui pourrait douter d'ailleurs de cette dissémination de la force vitale et de la dissemblance dans les tissus et dans les organes quand on opère à volonté la *segmentation de la vie*, et quand on voit certaines parties végétales ou animales séparées de l'ensemble offrir de réelles manifestations vitales pendant un temps plus ou moins prolongé?

C'est un des moyens naturels de la multiplication des espèces que la reproduction *fissipare* observée dans les conferves (Treviranus), dans les bacillaires, dans les paromécies, dans les cyclidies et dans les autres infusoires (Saussure), dans les polypes à bras, dans les vorticelles, dans les coraux, dans un certain nombre de plantes, etc., faits connus de tous les naturalistes. Tiedemann qui les indique n'hésite pas à en faire un résultat de l'*exaltation de l'activité plastique*, une de ces petites forces de détail qu'autrefois on appelait *archées*, et dont la physiologie moderne dote la matière vivante.

La segmentation de la vie est aussi un moyen artificiel de reproduction chez certains êtres inférieurs, et particulièrement chez les hydres d'eau douce. Trembley a montré qu'on pouvait aussi multiplier à volonté ce polype. C'est enfin le moyen général pratique consacré par une longue expérience d'horticulture à l'aide duquel on reproduit les plantes grasses et certains arbres. La bouture, la marcotte, et la greffe végétales ne sont pas autre chose qu'une segmentation de la vie suivie de la reproduction d'autant d'êtres vivants qu'il y a eu de fragments enlevés à l'être qu'on veut reproduire.

Pour n'être pas toujours aussi beaux ni aussi satisfaisants, les résultats incomplets de la segmentation de la vie n'en sont pas moins importants à connaître ni à étudier, si on veut établir la réalité de certaines manifestations vitales constatées sur des parties séparées d'un corps vivant. Des branches d'arbre séparées de leur tige laissent épanouir leurs bourgeons de feuilles et leurs boutons de fleur, en absorbant de l'oxygène de l'air et en lui restituant de l'acide carbonique; de gros peupliers coupés et couchés sur le sol donnent, chaque année, au printemps de petites pousses de feuilles sur divers points de leur écorce.

Des fragments de muscle récemment séparés du corps restent contractiles pendant quelque temps et cessent de l'être avant la rigidité ou la putréfaction.

C'est ce que Haller a considéré comme une propriété spéciale des muscles improprement désignée sous le nom d'irritabilité. Des fragments de périoste soulevés de l'os, portés au sein d'un tissu musculaire, y reforment quelques éléments de tissu osseux (Ollier, Flourens). La queue du têtard séparée de l'animal produit des éléments organiques nouveaux (Vulpian). Les cheveux et les ongles poussent quelquefois après la mort. Des parties peu considérables séparées de l'animal, le bout du nez ou des doigts par exemple, vivent assez pendant leur séparation pour que, si on les rapporte assez rapidement sur la partie d'où elles ont été enlevées, elles puissent adhérer et continuer leur vie fédérative. Sur ce phénomènes reposent toutes les tentatives d'autoplastie, de greffe animale et de reproduction osseuse sous-périostée, accomplie par le génie chirurgical des Brahmes ou de Branca, de Tagliacozzo, de Garengeot, de Carpue, de Græfe, de Delpech, de Flourens, de Blandin, de Larghi (de Verceil), d'Ollier, etc.

XCVII.

Où finit la science apparaît la foi.

Dans cette analyse des attributs de la vie, de ses phénomènes physiques, des actes moraux et intellectuels qu'elle présente, je me suis appliqué à démontrer par des aperçus nouveaux, et en pénétrant jusqu'au fond même du sujet, que la vie est une force extraorganique qui crée les organes doués de propriétés inhérentes à leur structure. Je ne me suis avancé qu'en suivant les voies de la science la plus scrupuleuse, en éclairant la route par un grand nombre d'observations susceptibles de soutenir la critique, de façon à élever le débat sans l'obscurcir, et sans lui rien soustraire de ce qu'il doit conserver de substantiel. Sur un sujet encore très obscur, il était nécessaire de procéder avec prudence en ne se servant que d'expériences précises pouvant servir de prémisses à des conclusions rigoureuses. Ce n'est qu'en abandonnant le domaine de l'observation pour celui de la métaphysique à l'occasion de la force vitale, de sa nature, de son rôle et de ses liens avec l'âme, que j'ai dû recourir à la conscience et à la raison comme moyens d'analyse. Tout ce qui se rapporte à la vie matérielle, à ses attributs d'*impressibilité*, de *mouvement* par soi-même, ou de *forme*, à ses propriétés organiques et même au principe d'où émanent ces différents phénomènes, peut être éclairé par l'observation et relève de l'histoire naturelle, de la physiologie ou de la médecine. Les relations de la force vitale, au contraire, avec les phénomènes de la vie morale et intellectuelle, ses rapports avec l'âme, qui, pour les uns, en serait la cause, et pour d'autres, la conséquence, relèvent plus particulièrement des procédés d'observation intérieure du théologien et du philosophe. Ici, l'analyse est plus difficile et les moyens d'étude sont différents, moins sûrs et plus sujets à l'erreur. Identité humaine, indépendance du moteur vis-à-vis de l'organisation, source de toute morale et de toute justice, tels sont les principes qu'entraîne l'admission de la force vitale et dont la raison fournit des preuves claires, évidentes et incontestables. Au contraire, l'unité de cette force dirigeant à la fois les opérations organiques et les actes moraux et intellectuels de l'homme, sa nature présumée, l'époque de son apparition et de son union avec le corps ; ailleurs, son dualisme dont une partie veillerait à l'accomplissement des fonctions et l'autre dirigerait les opérations de conscience, sont des questions de métaphysique pure qui ne relèvent en rien de nos expériences ou de nos analyses et sur lesquelles on ne peut invoquer que les lumières de la foi. En les indiquant comme je l'ai fait, avec de suffisantes réserves, sans avoir la prétention de résoudre autrement que par la raison ce qu'il convient d'appeler le *mystère* de la vie, j'ai voulu exprimer sans ostentation les conséquences morales de mes recherches. Qui voudrait aborder autrement ces questions ardues et difficiles, remplies d'incertitude, et voudrait les résoudre trop hardiment, dans un sens ou dans l'autre, ne pourrait convaincre personne. Lorsque, après de sérieuses réflexions, il faut arriver à conclure, contrairement aux lois générales du monde visible, qu'il y a une force sans matière, qui est *Dieu*, auteur de toutes choses, et une substance formée d'un pur esprit qui est l'*âme*, il convient de dire qu'on ne parle plus seulement le langage des sciences naturelles, mais encore celui de la métaphysique et de la théologie. En effet, là où finit le terrain de la science, commencent les domaines de la foi.

Toutes les sciences ont leurs vérités premières, que leur évidence rend indiscutables, et celles mêmes qui, à l'exemple des mathématiques, prétendent à une extrême rigueur, sont obligées d'admettre certains principes qu'on ne cherche point à démontrer, tant ils sont certains, et qui s'imposent à nos disciples, dès leurs premiers pas dans la carrière. Ce sont les axiomes. Sans prétendre à une assimilation impossible, on peut dire que la physiologie et la médecine n'échappent point à la loi générale. Elles peuvent donc admettre des vérités qu'une expérience grossière semble insuffisante à établir, mais que la raison impose à l'esprit. Dans ce nombre sont, d'une part, l'existence de l'âme, et, de l'autre, celle de la vie, distincte de l'organisation, avec ses trois attributs d'autocinésie, de promorphose et d'impressibilité.

TABLE DES MATIÈRES.

DEUXIÈME PARTIE.

Des attributs de la vie.

TROISIÈME PARTIE.

De la force vitale.

FIN DE LA TABLE DES MATIÈRES.

Paris. — Imprimerie de L. MARTINET, rue Mignon, 2.

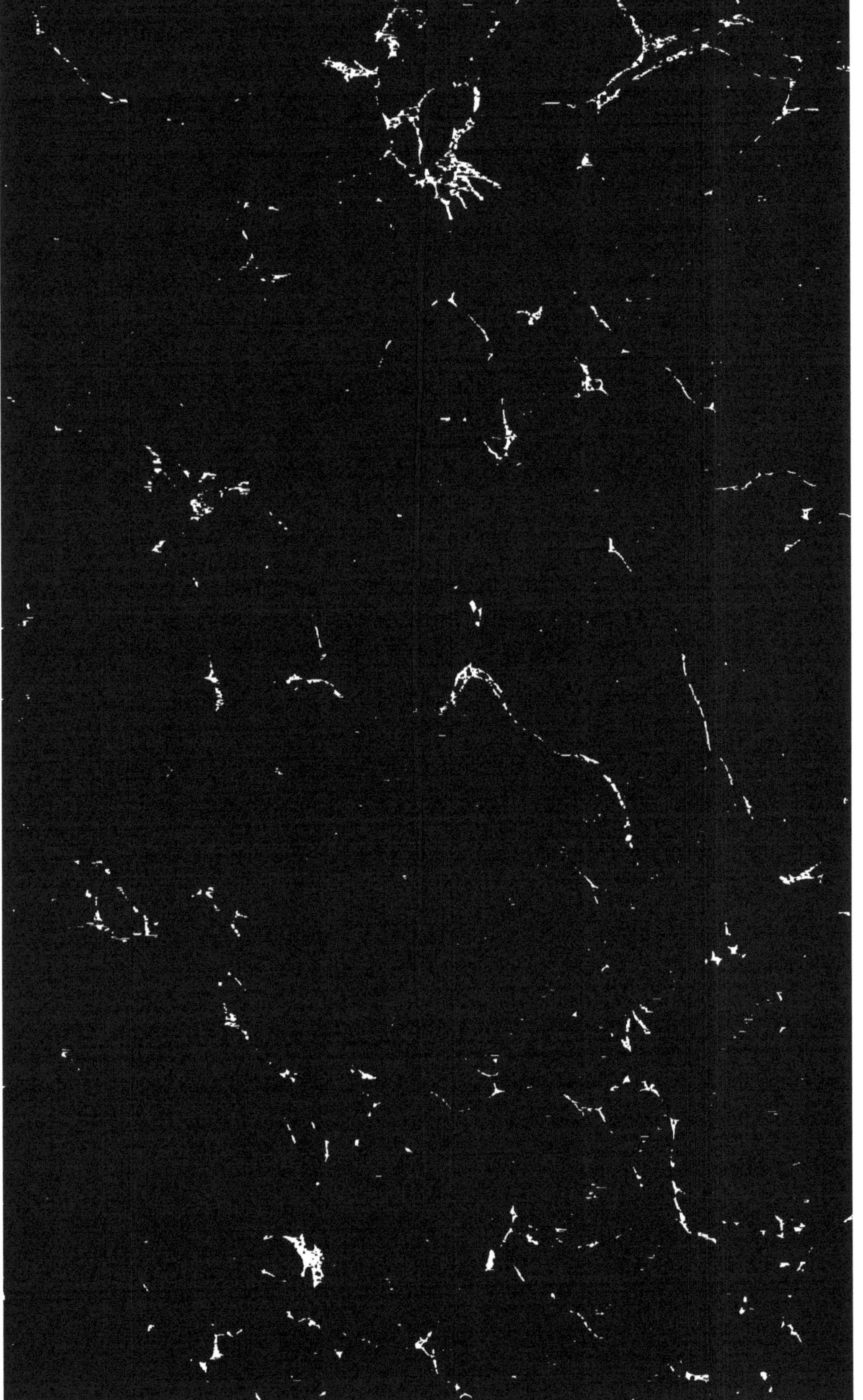

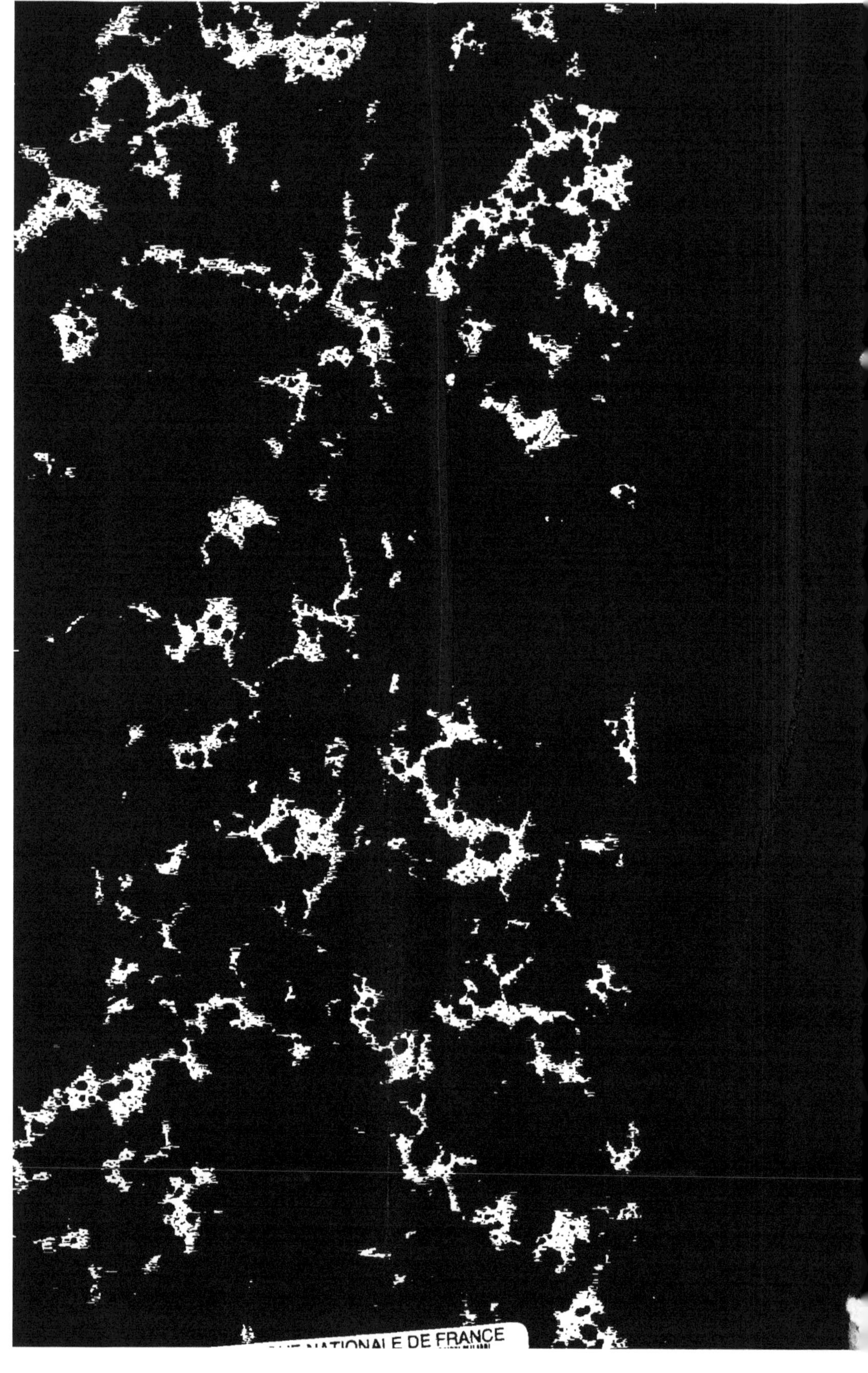

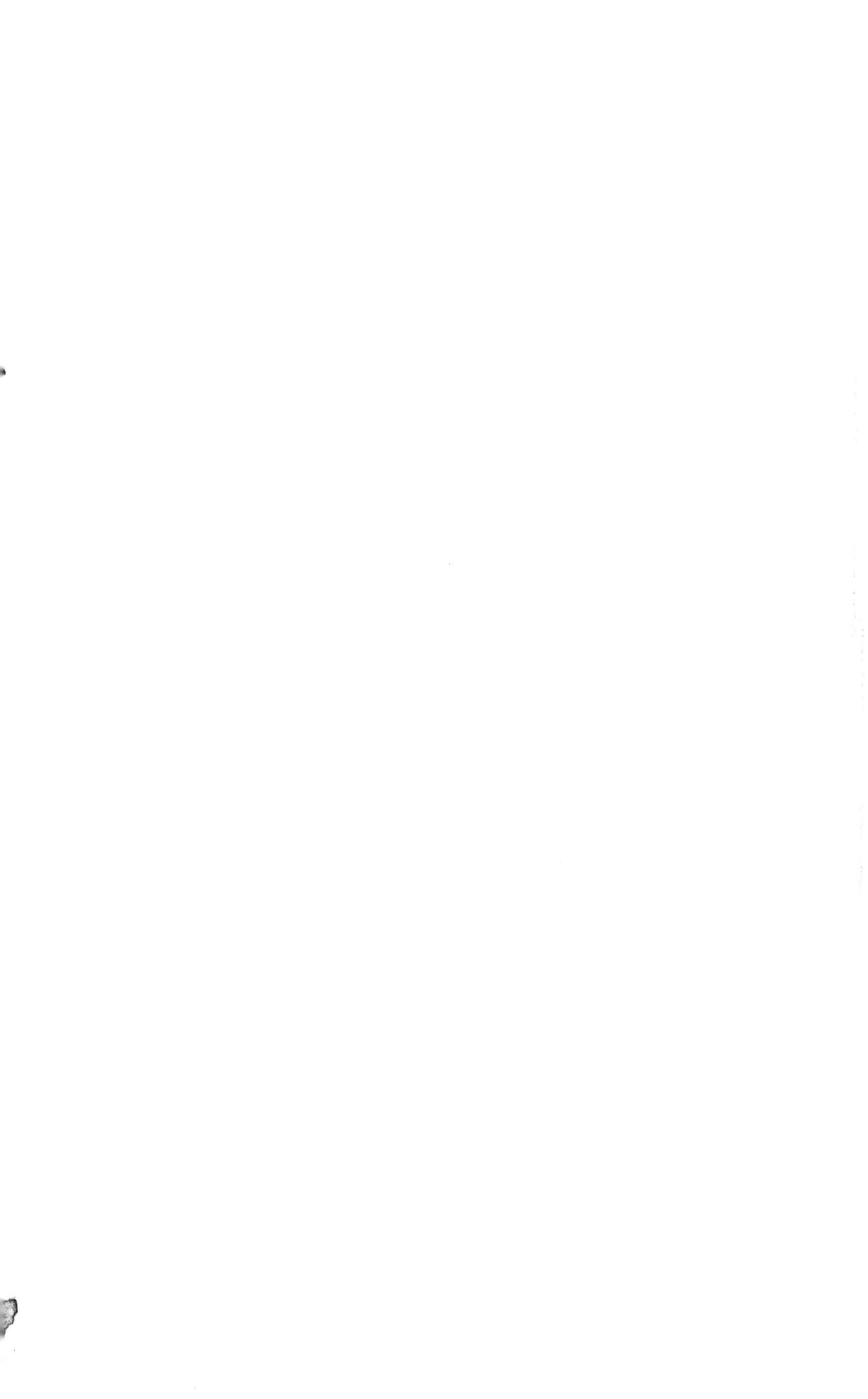

www.ingramcontent.com/pod-product-compliance
Ingram Content Group UK Ltd.
Pitfield, Milton Keynes, MK11 3LW, UK
UKHW020423200726
13857UKWH00002B/265

9 782012 970328